기초치의학과 임상의 만남

임상적 의문에 대한 기초치의학의 대답

1

치주 · 임플란트

Shimono Masaki (下野 正基) 저
한 금 동 · 최 진 역

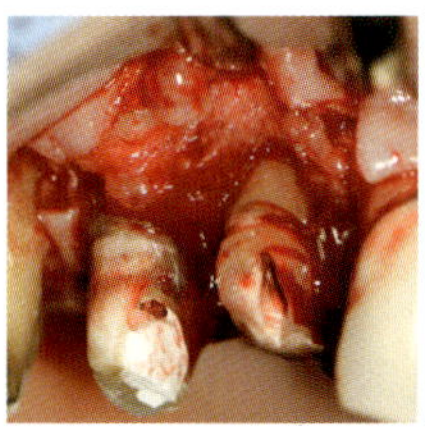
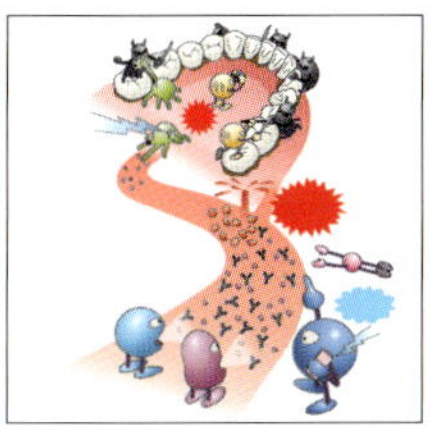
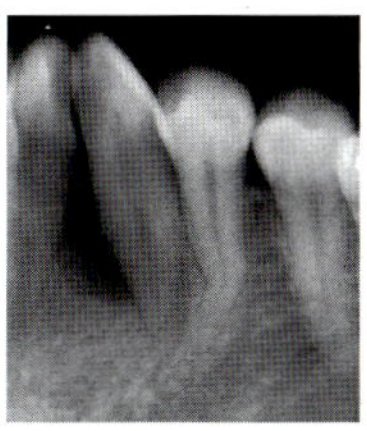
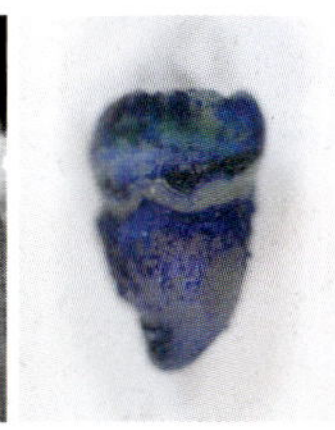
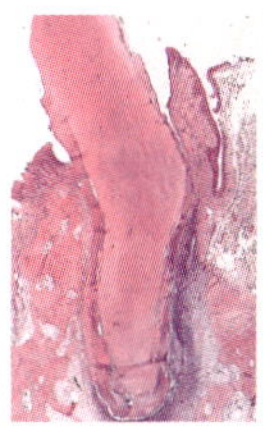
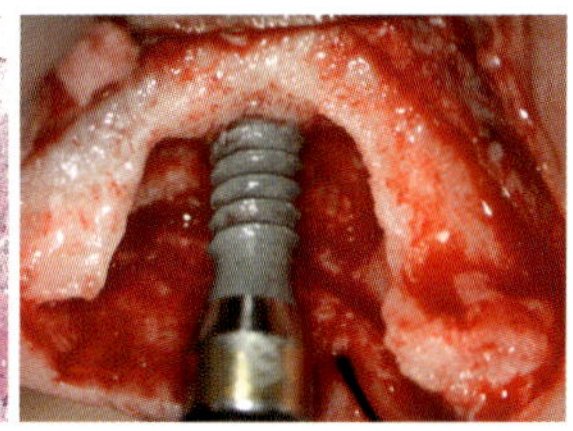

대한나래출판사

DaehanNarae Publishing, Inc.

SK V1 Tower 1507
Younmujang 5 gagil 25, Sungdong-gu,
Seoul 04782, Korea
TEL: +82-2-922-7080
FAX: +82-2-922-0841
E-mail: nrpub@naver.com
Website: www.nrbooks.kr

Original Japanese Title: 下野先生に聞いてみた [1] ペリオ·インプラントの疑問に答える, 指針がわかる
下野正基 著

Printed in Korea

기초치의학과 임상의 만남 [1] 치주·임플란트

발행일 2020년 7월 1일
저자 Shimono Masaki
역자 한금동 · 최진
발행인 최용원
편집디자인 이은의
표지디자인 이은의
교정·교열 윤수현
발행처 **대한나래출판사** (등록 제2012-000051호/1994.6.10)
주소 서울시 성동구 연무장 5가길 25, 성수역 SK V1 Tower 1507호 (성수동 2가 315-61)
전화 (02) 922-7080
팩스 (02) 922-0841
이메일 nrpub@naver.com
홈페이지 www.nrbooks.kr

ISBN 978-89-5741-810-9

정가 50,000원

저자 약력

Shimono Masaki (下野正基)

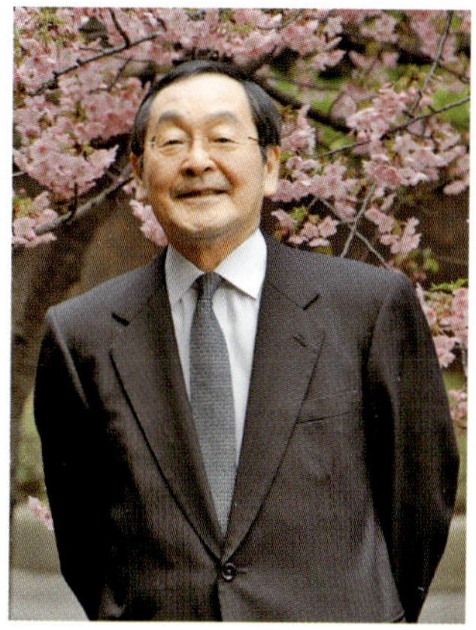

1945년 홋카이도 후라노시 출생
1970년 도쿄치과대학 졸업
1974년 밀라노대학 의학부 약리학 연구소 객원 연구원
1976년 학위 취득(치의학 박사) 도쿄치과대학
1990년 일본병리학회 인정 구강병리의
1991년 도쿄치과대학 병리학 강좌 주임 교수
2004년 도쿄치과대학 치과위생사 전문학교 교장(겸임)
2011년 도쿄치과대학 명예 교수
2012년 일본치과의학회 회장상 수상

주요 저서

下野正基．下野先生に聞いてみた1）ペリオ・インプラントの疑問に答える，指針がわかる．東京：クインテッセンス出版，2017

朝波惣一郎，伊藤加代子，井上誠，北迫勇一，下野正基，ほか．このまま使えるDr.もDHも！歯科医院で患者さんにしっかり説明できる本．東京：クインテッセンス出版，2017(共著)

下野正基，山根源之・監修．新編口腔外科・病理診断アトラス．東京：医歯薬出版，2017

下野正基．やさしい治癒のしくみとはたらき　歯周組織編．東京：医歯薬出版，2013

下野正基．新編治癒の病理：臨床の疑問に基礎が答える．東京：医歯薬出版，2011

下野正基，高田隆・編．新口腔病理学．東京：医歯薬出版，2008

下野正基，前田健康，溝口到．歯の移動の臨床バイオメカニクス：骨と歯根膜のダイナミズム．東京：医歯薬出版，2006

Brunette DM・著．石川達也，下野正基・訳．クリティカルに考える．東京：クインテッセンス出版，2001(翻訳)

Trowbridge HO, Emling RC・著．下野正基・監訳．やさしい炎症論：エンド・ペリオの理解のために．東京：クインテッセンス出版，1990(翻訳)

山村武夫・監，下野正基，飯島国好・編．治癒の病理：ペリオ・エンドの臨床のために．東京：医歯薬出版，1988

下野正基．病理の立場からセメント質剥離を考える．the Quintessence 2017；36(11)：48-65.

三上格，下野正基．基礎と臨床からみるインプラント治療後の維持管理．GPはインプラント周囲炎にどう対応？the Quintessence 2016；35(12)：48-67.

下野正基．リバスクラリゼーションの病理学的考察．the Quintessence 2016；35(7)：100-117.

책머리에

필자는 강연 의뢰를 받았을 때 "여러분은 어떤 임상적 의문을 가지고 계십니까?"라고 물어봅니다. 그러면 상상 이상으로 많은 질문이 나옵니다. 물론 모든 질문에 대답할 수 있는 것은 아니지만 관련한 병리조직상이나 모식도를 준비해 알기 쉽게 설명하려고 노력합니다.

근래 치의학 연구의 진보는 눈부실 정도여서 수많은 전문 잡지에 방대한 수의 논문이 발표되고 있습니다. 단백이나 유전자의 작용이 밝혀짐에 따라 치과 임상과 관련한 새로운 정보가 무서운 속도로 늘어나고 있습니다. 그런 각각의 현상을 설명하기 위해서는 처음 듣는 다수의 전문용어를 구사하고 모식도를 그려 가며 이야기해야만 합니다. 한편 "기초치의학이나 병리학 이야기는 친숙하지 않다. 이해하기 어렵다. 학생 때 이후로 거의 듣지 못했다."라는 것이 많은 임상가의 의견입니다.

바쁜 중에도 시간을 내서 필자의 강연을 들으러 와 주는 치과의사·치과위생사에게는 조금이라도 흥미를 느끼게 하고 싶고, 강연 내용이 기억의 한구석에 조금이라도 남았으면 좋겠다고 바라 왔습니다. 그러한 생각에서 필자는 강연할 때 반드시 자료(résumé)를 배포하고 있습니다. 보통 1페이지에 6장의 슬라이드를 배치한 컬러 자료로 10여 페이지가 됩니다. 자료를 배포하지 않으면 친숙하지 않은 기초치의학의 이야기에 청중이 흥미를 느끼기도 어렵고, 강연하는 저 또한 정해진 시간 안에 많은 새로운 정보를 제대로 전달할 수 없습니다.

언젠가 이러한 임상가의 의문과 자료에 관한 이야기를 퀸테센스출판의 편집자에게 전했더니 책으로 만들면 좋겠다고 이야기가 시작되어 이 책의 출판을 기획하게 되었습니다. 임상 현장에서 온 질문을 정리해 보니 19개의 스터디 그룹 등에서 궁금해한 의문이 100개가 넘었습니다. 제1권(치주학·임플란트학 편)에서는 이 중에서 52개의 의문을 다루기로 했습니다.

출판에서 신경을 쓴 것은 **'임상적 의문에 대한 기초치의학의 대답'**이라는 형식을 취하면서, **치과 임상과 관련한 기초치의학의 새로운 정보를 알기 쉽고 간결하게 전하는 것**이었습니다. 그리고 독자는 **'간결한 대답'**과 **'자세한 대답'**의 양쪽을 원한다고 생각해, 바쁜 임상가에게는 '간단명료한 결론'을 설명하고 자세히 알고 싶은 임상가에는 '자세한 설명'을 **알기 쉬운 그림 설명(병리조직상이나 모식도)**을 많이 이용하고 **근거 문헌**(evidence)을 명시하면서 설명했습니다.

이 책이 치과의사·치과위생사의 일상 임상에서 진단·치료·예방의 생물학적 및 병리학적 이해에 도움이 된다면 매우 다행이라고 생각합니다.

마지막으로, 이 책의 출판에 사진의 사용을 흔쾌히 허락해 주신 선생님들에게 진심으로 감사드립니다. 그리고 임상적 의문 외에도 귀중한 제안을 주셨던 선생님들 및 스터디 그룹 여러분께 깊이 감사드립니다. 이 책의 출판과 기획에 이해와 협력을 아끼지 않은 퀸테센스출판주식회사의 관계자 여러분, 특히 기획과 편집에 막대한 지원과 온 힘을 다해 주신 Itai Masanobu(板井誠信) 씨에게 진심으로 감사드립니다.

2017년 12월

Shimono Masaki (下野正基)

역자 약력

한 금 동

전남대학교 치과대학 졸업
(현) 일곡열린치과의원 원장

최 진

전남대학교 치과대학 졸업
일본 심미치과협회 회원
Basic Dental Practice Group(BDPG) 정회원
(현) 서울미르치과의원 원장

역자 서문

관찰과 경험을 통해 자료를 수집하고 정리하여 일정한 결론을 끌어내는 '귀납적 추론'과 어떤 가설을 설정하고 그것을 검증하여 답을 찾아가는 '연역적 추론'은 치과의료에서도 기본이 되는 접근 방법이라 할 수 있다. 치과의료의 발전도 다양한 임상경험과 그것에 관한 과학적 탐구가 조화를 이루며 진행되어 왔고, 앞으로도 그럴 것이다. 근거 중심의 의학(evidence–based medicine)의 관점에서 술식에 대한 객관적인 검증은 매우 중요한 과정이라 생각하는데, 이때 필요한 것이 기초학에 대한 배경지식이다. 그러나 임상 현장에서 조직학이나 병리학 같은 기초치의학을 생각하기란 좀처럼 쉬운 일이 아니다. 그 연관성을 이해하기도 어려울뿐더러 그 방법을 찾기도 힘들기 때문이다.

이 책에는 임상 현장에서 품게 되는 여러 의문을 이해하기 쉽도록 기초치의학(생물학, 병리학 등)의 관점에서 설명하는 형식으로 구성되었는데, 매우 흥미로운 주제들이 담겨 있다. 자칫 딱딱하게 느껴질 수 있는 주제들을 이해하기 쉬운 도해와 사진을 통해 쉽게 해설하고, 나아가 더 깊이 있는 탐구를 위한 근거 문헌들도 제시하여 저자의 말처럼 '간결하고도 자세한 이해'를 가능하게 한다. 주제 역시 스터디 그룹들과 여러 치과 임상가들에게 구체적인 질문을 받아 선정하고, 거기에 대한 답변을 증례와 함께 제시함으로써 생생한 현장의 분위기도 느낄 수 있다.

치근활택술에서 치주재생요법 같은 치주학 분야에서부터 임플란트, 골재생에 대한 주제들을 1권에서 다루고 근관치료학, 힘·치아이동, 구강외과학, 이식·재식학, 통증(지각과민)과 같은 주제들을 2권에서 정리하고 있는데, 오래전에 제시된 해석과 최근에 새롭게 밝혀진 근거들이 잘 설명되어 있다. 최근 제시되고 있는 재생 근관치료(치수재혈관화술)에 대한 설명은 아주 자세하고, 브리지와 임플란트 치료 후 치조골의 성장에 대한 제안은 매우 흥미로운 부분이다.

환자를 치료하면서 어려운 증례를 해결하고 멋진 치료 결과를 얻는 것은 임상가에게 분명 매우 보람이 있는 일이다. 그러나 어떤 면에서는 화려한 술식보다 크게 실패하지 않는 것이 더 중요한 일일 수 있다. 안정적인 치료를 하는 것이 환자나 술자 모두에게 기본이 되기 때문이다. 이를 위해서는 최신 술식과 정보에 관심을 기울이며 다양한 임상 경험을 축적해 가는 것이 필요한데, 치과의사 대부분이 매일 힘쓰고 있는 일이기도 하다. 경험의 축적은 반드시 객관적 검증을 통해 재평가되어야 안정적이고 재현 가능한 임상이 될 것이다.

기초와 임상이 밀접하게 소통하면서 치과 임상이 발전하는 데 이 번역서가 작은 보탬이 되기를 기대하며, 일상으로 행하고 있지만 생물학적인 원리와 치유–재생에 대한 이해가 어려워 의문을 품은 적이 있다면, 이 책을 통해 많은 실마리를 찾을 수 있으리라 생각한다.

마지막으로 대한나래출판사의 최용원 사장님을 비롯해 편집에 애써 주신 모든 분께 감사를 드린다.

2021년 봄

역자 일동

이 책에 임상의 의문을 제공해 주신 선생님과 스터디 그룹 목록

Mikami Itaru(三上 格) 선생님(홋카이도형성치과연구회, 회장 Mikami Itaru 선생님)

Matsuzaki Hirokazu(松崎紘一) 선생님(도카치임플란트연구회, 대표 Matsuzaki Hirokazu 선생님)

Kanzawa Humikatsu(蒲沢文克) 선생님, Abe Itaru(阿部 格) 선생님, Takahashi Tetsuji(高橋徹次) 선생님, Moriya Satishi(森谷聡) 선생님[구시로치과의사회, 학술 담당 Shikano Yoichi(鹿野洋一) 선생님]

Omura Shuichi(大村修一) 선생님, Hamamoto Junji(浜本淳司) 선생님, Mikami Itaru(三上 格) 선생님, Sato Yoshihiro(佐藤義廣) 선생님[삿포로임상치과연구회, 대표 Takamura Yoshiaki(高村佳明) 선생님]

Hikiba Hirohito(引場博仁) 선생님, Koike Katsuhiro(小池克博) 선생님, Kono Makoto(高野 真) 선생님, Nakamura Takanori(中村貴則) 선생님, Ishiwata Mitsuru(石渡 充) 선생님, Miyamura Juichi(宮村壽一) 선생님[2014 제21회 요쿠나루 미팅 in 후라노, 대표 Ikeda Masahiko(池田雅彦) 선생님]

Taniguchi Takao(谷口威夫) 선생님, Kanzawa Humikatsu(蒲沢文克) 선생님, Kondo Hisaya(近藤寿哉各) 선생님, Hattori Eri(服部絵里) 치과위생사, Takeuchi Mana(竹内真奈) 치과위생사[2015 제22회 요쿠나루 미팅 in 후라노, 대표 Ikeda Masahiko(池田雅彦) 선생님]

Shimoji Isao(下地 勲) 선생님, Matsui Hiroei(松井宏榮) 선생님[화요회, 대표 Kaneko Kazuyoshi(金子一芳) 선생님]

Kagami Noriaki(鏡 宣昭) 선생님(도쿄임상소아치과연구회, 대표 Kagami Noriaki 선생님)

Shioura Yuki(塩浦有紀) 치과위생사, Kumagai Yasushi(熊谷靖司) 선생님[일본임상치주병학회 간토지부, 지부장 Iino Fumihiko(飯野文彦) 선생님]

Nakagawa Taneaki(中川種昭) 선생님(게이오기주쿠대학 의학부 치과·구강외과학 교실)

Yoshioka Takatomo(吉岡隆知) 선생님(근관치료증례검토회, 대표 Yoshioka Takatomo 선생님)

Yoshino Akira(吉野 晃) 선생님, Yoshida Noriaki(吉田憲明) 선생님(도쿄덴탈스터디클럽, 대표 Yoshino Akira 선생님)

Kitagawara Takeshi(北川原 健) 선생님(나가노시 개업)

Kaneko Shizuja(金子 至) 선생님(아야노카이, 대표 Kaneko Shizuja 선생님)

Taniguchi Takao(谷口威夫) 선생님(나가노시 개업)

Makino Akira(牧野 明) 선생님, Kawakami Kiyoshi(川上清志) 선생님, Yamazaki Fumiaki(山崎史晃) 선생님(도야마검의 모임, 대표 Makino Akira 선생님)

Sakioka Michimasa(崎岡道正) 선생님[시코쿠SJCD, 대표 Kishimoto Shizo(岸本省三) 선생님]

Kusukawa Jingo(楠川仁悟) 선생님, Toyoshima Takeshi(豊嶋健史) 선생님, Hirai Tomonari(平井友成) 선생님[규슈임상재생치과연구회, 대표 Jimi Eijiro(自見英治郎) 선생님]

Nagata Syozo(永田省藏) 선생님[KDM, 대표 Tochihara Hideki(栃原秀紀) 선생님]

사진을 제공해 주신 선생님

Atsuta Ikiru(熱田 生) 선생님(규슈대학), Kitagawara Takeshi(北川原 健) 선생님(나가노시 개업), Makino Akira(牧野 明) 선생님(다카오카시 개업), Mikami Itaru(三上 格) 선생님(도마코마이시 개업), Nagata Syozo(永田省藏) 선생님(구마모토시 개업), Takaoka Ryuichi(鷹岡竜一) 선생님(도쿄도 개업) (알파벳순)

목차

저자 약력 ······ iii

책머리에 ······ v

역자 약력 ······ vi

역자 서문 ······ vii

이 책에 임상의 의문을 제공해 주신 선생님과 스터디 그룹 목록 · 사진을 제공해 주신 선생님 ······ viii

PART 1 치주학에 관한 의문

치주학 01 **치석제거술 · 치근활택술** 치근활택술에서 백악질은 어디까지 제거해야 합니까? ······ 002

치주학 02 **육아조직 ①** 치주소파술에서 육아조직은 어디까지 제거해야 합니까? ······ 006

치주학 03 **육아조직 ②** 육아조직은 어떤 변화를 겪습니까? ······ 008

치주학 04 **육아조직 ③** 육아조직은 언제 나타납니까? ······ 009

치주학 05 **육아조직 ④** 불량 육아조직이란 무엇입니까? ······ 011

치주학 06 **육아조직 ⑤** 염증과 육아조직은 어떤 관계가 있습니까? ······ 012

치주학 07 **치석이 없는데 왜 뼈흡수가 일어날까?** 교합력의 문제도 없을 것 같은데 치석이나 치태가 없는 치근면 주위에서도 뼈흡수가 일어나는 이유는 무엇입니까? ······ 014

치주학 08 **치은연상 치태** 치은연상 치태의 조절만으로 치은이 좋아지는 이유는 무엇입니까? ······ 016

치주학 09 **칫솔질의 효과** 칫솔질(치태조절)은 정말로 효과가 있습니까? ······ 019

치주학 10 **치태와 뼈흡수** 치태는 어떻게 뼈를 흡수합니까? ······ 020

치주학 11 **치주질환의 지표와 출혈** BOP(치주낭 측정 시 출혈)가 치주질환의 병태를 나타내는 중요한 지표라고 하는데 그 의의는 무엇입니까? ······ 023

치주학 12 **치주낭 ①** 치주낭 안에서는 무슨 일이 일어납니까? ······ 024

치주학 13 **치주낭 ②** 치주낭은 어떻게 형성됩니까? ······ 026

치주학 14 **치주낭 측정** 치주낭 측정을 하다 상피부착이 찢기면 어떻게 됩니까? ······ 029

치주학 15 **염증과 힘** 염증과 힘 중 치주질환의 진행에 많이 관여하고 있는 것은 무엇입니까? ······ 030

치주학 16 **뼈의 변화와 힘** 치근막강의 확대, 치조경선의 비후, 해면뼈의 불투과성 항진은 힘의 영향 때문입니까? ······ 035

치주학 17 **수직성 결손과 힘** 수직성 뼈결손에는 힘이 관여합니까? ······ 037

치주학 18 **치조상 섬유군** 치조상 섬유군이란 무엇이고 어떤 기능을 합니까? ······ 038

치주학 19 **Stippling** 건강한 치은에는 stippling이 있는데 염증이 생기면 소실된다고 합니다. 그러나 한편으로는 stippling이 치은의 건강을 나타내는 지표가 되지 않는다는 의견도 있습니다. Stippling의 존재와 소실은 어떻게 판단하면 좋습니까? 039

치주학 20 **Ross의 상해반응설** 치주염이 있으면 총콜레스테롤치와 LDL치가 높아지는 이유는 무엇입니까? 040

치주학 21 **임신과 치주질환** 임신했을 때 치은에 염증이 발생하기 쉽거나 악화하기 쉬운 이유는 무엇입니까? 041

치주학 22 **흡연과 치주질환** 흡연이 치주질환의 위험인자이며 치주치료의 결과에도 영향을 미친다고 하는데 무엇 때문입니까? 042

치주학 23 **칼슘길항제와 치은증식** 칼슘길항제에 의한 치은증식에서는 약제를 변경하는 것이 좋습니까? 044

치주학 24 **당뇨병과 치주질환** 당뇨병이 치주질환에 영향을 미칩니까? 반대로 치주질환이 당뇨병에 미치는 영향은 무엇입니까? 046

치주학 25 **부착상피와 퇴축법랑상피** 부착상피는 퇴축법랑상피에서 유래한다고 하는데, 성인의 경우 구강상피가 이동하면서 형태가 변화해 부착상피가 되어 갑니까? 049

치주학 26 **긴 부착상피와 반접착반** 치석제거술 · 치근활택술 등의 치료를 하고 얻을 수 있는 긴 상피성 부착 중, 치면에 부착된 상피는 모두 부착상피입니까? 052

치주학 27 **상피성 부착 ①** 상피성 부착에서 결합조직성 부착으로의 치환이 일어날 수 있습니까? 054

치주학 28 **상피성 부착 ②** 긴 부착상피에 의한 상피성 부착의 임상적 의의는 무엇입니까? 057

치주학 29 **치주 기본 치료** 치주 기본 치료가 중요한 이유는 무엇입니까? 058

치주학 30 **치근막 재생** 치주질환으로 상실된 치근막은 어느 정도(몇 %? 몇 mm?) 재생합니까? 059

치주학 31 **3벽성 뼈결손** 3벽성 뼈결손이 있을 때 뼈이식의 재생이 잘되는 이유는 무엇입니까? 060

치주학 32 **치은절제와 치유** 치은절제 후의 치유를 방해하는 인자는 무엇입니까? 만약 그런 인자가 있을 때 치유는 어떻게 일어납니까? 062

치주학 33 **외과적 침습** 외과적 침습의 의의는 무엇입니까? 065

치주학 34 **세포증식인자** 세포증식에 필요한 인자는 무엇입니까? 066

치주학 35 **엠도게인®** 엠도게인®은 어디에 작용합니까? 067

치주학 36 **Creeping attachment** 치은의 creeping은 긴 상피성 부착이 결합조직성 부착으로 치환하는 것을 의미합니까? 069

치주학 37 **치은퇴축** 치은퇴축은 왜 일어납니까? 070

치주학 38 **백악질 박리** 백악질 박리는 어디에서 일어납니까? 071

치주학 39 **치근단 골화 이형성증** 근첨병변과 같은 방사선투과상과 경조직에 유사한 불투과상이 뒤섞여 있는 증례를 보기 드물게 경험하는데 이러한 치근단의 병변은 도대체 무엇입니까? 073

치주학 40 **뼈융기와 가공치** 가공치 아래의 뼈형성 과다는 왜 일어납니까? 075

치주학 41 **치주조직 재생과 상처치유 ①** 상처의 '치유'와 조직의 '재생'은 어떤 관련이 있습니까? 077

치주학 42 **치주조직 재생과 상처치유 ②** 간엽계줄기세포는 어디에서 옵니까? 078

PART 2 임플란트학에 관한 의문

임플란트학 01 **임플란트와 자연치** 임플란트 주위조직은 자연치의 치주조직과 어디가 다릅니까? 082

임플란트학 02 **임플란트 주위 상피** 임플란트 주위 상피는 임플란트와 접착해 있습니까? 084

임플란트학 03 **임플란트 골유착** 골유착이란 무엇입니까? 086

임플란트학 04 **임플란트주위염** 임플란트주위염은 치주염과 같습니까? 치료법이 같다고 생각해도 됩니까? 088

임플란트학 05 **임플란트주위염과 접시 모양 결손** 임플란트주위염에서 접시 모양(사발 형태? 찻잔 형태?) 뼈결손이 일어나는 이유는 무엇입니까? 089

임플란트학 06 **뼈이식재** 뼈이식재(뼈보충재)의 역할은 무엇입니까? 091

임플란트학 07 **뼈 불투과상** 임플란트 주위 뼈에 불투과상이 나타나는 이유는 무엇입니까? 094

임플란트학 08 **임플란트 주위조직** 임플란트 주위 상피하 결합조직섬유는 임플란트와 결합하고 있습니까? 096

임플란트학 09 **임플란트와 치아의 이동** 임플란트와 근심측에 있는 자연치 사이의 접촉이 느슨해지는 원인은 무엇입니까? 098

임플란트학 10 **조기 뼈형성** 임플란트 표면의 조기 뼈형성을 위해서 필요한 것은 무엇입니까? 100

찾아보기 101

PART 1

치주학에 관한 의문

치주학 01

치석제거술·치근활택술

질문

치근활택술에서 백악질은 어디까지 제거해야 합니까?

대답

백악질에 부착한 치태 및 내독소(endotoxin), 괴사조직, 감염 육아조직은 염증의 원인이 되므로 모두 철저하게 제거해야 합니다. 임상적인 기준으로는 치근면을 매끈하게 하면 염증의 원인은 대부분 제거된다고 생각됩니다.

【자세한 설명과 근거(evidence)】

Lindhe의 저서에는 "치은 결합조직에서 유래하는 세포에 의한 치유는 치근흡수를 일으킨다. 뼈가 치근 표면과 직접 접촉하면 치아유착(ankylosis)과 치근흡수가 발생한다."라고 적혀 있다[1–3].

이것으로부터 치근활택술은 다음과 같이 생각되어 왔다.

① 백악질을 제거하면 치근흡수가 일어난다.
② 백악질을 재생하는 것은 어렵다.
③ 노출 백악질의 내독소 침투는 20~30㎛에 국한하므로 연마나 세정만으로 충분하다.

그러나 실제로는 **치주낭이 있으면 치근면에는 재부착에 필요한 조직이 남아 있지 않다.** 치근면에 있는 것은 치태 및 내독소, 감염 육아조직, 괴사 백악질 등으로 모두 생체에 이물·항원이 될 수 있는 것이다.

따라서 이러한 원인을 제거하는 것이 염증 치료의 대원칙이라고 할 수 있다. **치근활택술은 철저하게 이루어져야 한다.**

결론은 다음과 같이 말할 수 있다.

① **백악질을 제거해도 치근흡수는 일어나지 않는다.**
② **염증의 원인을 제거하면 백악질은 재생한다.**
③ **연마나 세정만으로는 결코 충분하다고 할 수 없다.**

내독소와 치석제거술·치근활택술의 배경

내독소와 치석제거술·치근활택술의 관계에 관해 과거에는 다음과 같은 견해가 있었다.

① 노출 백악질에서 내독소의 침투는 20~30㎛에 국한하므로 내독소의 제거는 연마나 세정만으로 충분하다[4–7].
② 백악질을 제거하면 치근흡수가 일어난다[1].
③ 백악질을 일단 제거하면 치근면에 다시 백악질이 재생될지는 의문이다[8].

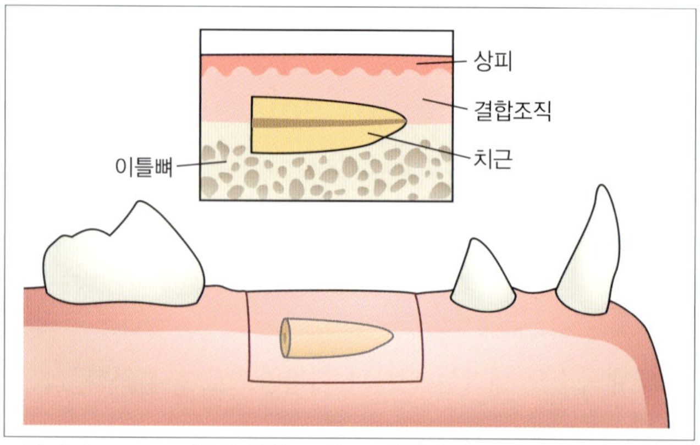

그림 1-1. Nyman 등의 실험 모식도. 실험적으로 치주염을 일으킨 치아의 치근을 이식하는 실험 순서를 보인다. 치근활택술을 한 치근의 절반은 뼈조직과 접촉하도록 하고 나머지 절반은 결합조직과 접촉하도록 이식했다. 치근은 점막 아래에 이식되었기 때문에 상피로 덮이지 않는 조건이라는 것에 주의해야 한다. *참고문헌 10에서 인용.

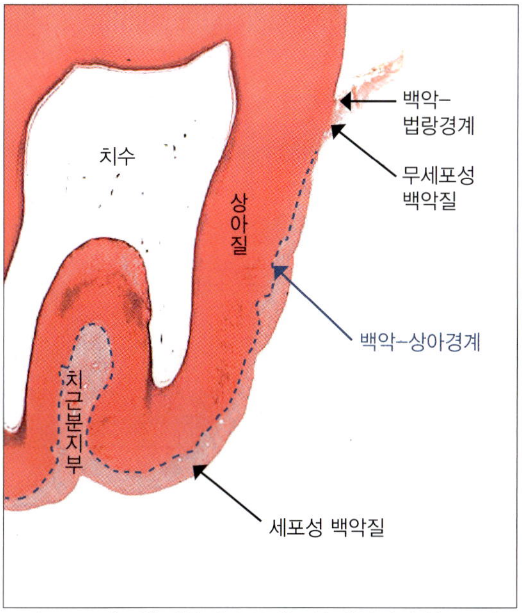

그림 1–2. 세포성 백악질과 무세포성 백악질의 분포. 세포성 백악질은 치근 표면의 약 80% 이상을 덮고 있다. 파란색 점선은 세포성 백악질과 상아질의 경계를 나타낸다. 무세포성 백악질은 백악–법랑경계(CEJ)에서 근첨측을 향해 일부분을 덮고 있는 것에 불과하다.

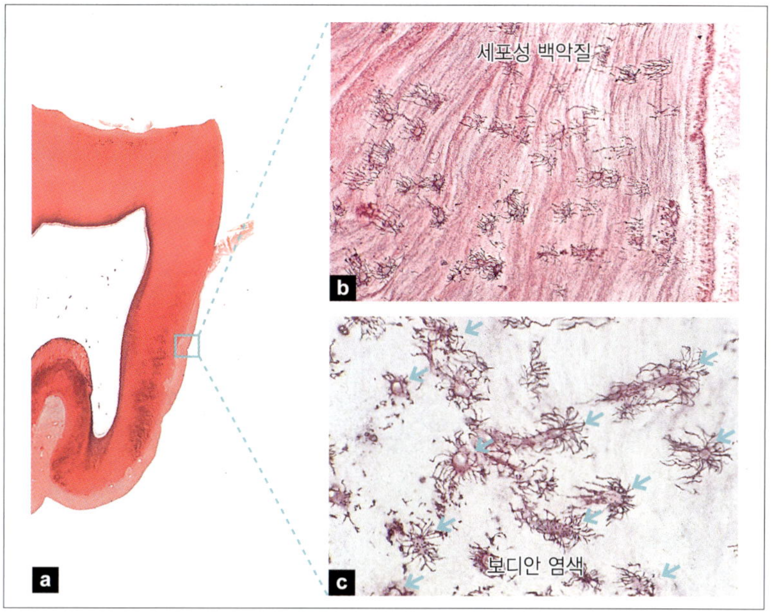

그림 1–3. 세포성 백악질. a: HE 염색. 세포성 백악질은 상아질보다 옅은 분홍색으로 염색되어 보인다. b, c: 보디안 염색. 세포성 백악질에서는 10여 개의 성장선이 층층이 배열해 있고 둥근 모양의 백악세포 소관으로부터 다수의 세포돌기가 성장하고 있다(b). 확대상에서는 소관(하늘색 화살표)으로부터 성장한 세포돌기가 인접하는 소관으로부터 성장한 돌기와 접속하고 있는 것을 알 수 있다(c).

왜 "내독소의 제거는 연마나 세정만으로 충분하다."라는 결론이 나온 것일까?

"치근이 치은 결합조직으로 둘러싸이면 흡수가 일어난다."라고 알려지게 된 근거는 Nyman 등에 의한 한 편의 논문이었다[1]. 이 논문은 실험 방법과 n수에 문제가 있다고 생각된다. 감염된 치근은 상피로 덮일 것이 분명한데 상피가 관여할 수 없는 복잡한 조건에서 실험이 이루어지고 있다. 그 때문에 "치근활택술에 의해 치근흡수가 일어나기 쉬운 환경이 되었다."라고도 고찰할 수 있다. 병리 총론적으로는 치은 결합조직이 치근과 접촉해도 "피포화(encapsulation)는 일어나지만, 흡수는 일어나지 않는다."라고 고찰해야 한다고 생각된다(**그림 1–1**).

"내독소의 제거는 연마나 세정만으로 충분하다."라는 견해도 무세포성 백악질이면 가능할 수 있다.

치근의 표면을 덮는 백악질은 세포성인가? 무세포성인가?

또한 많은 구강조직학 교과서에는 "무세포성 백악질은 치경부에 분포하고 세포성 백악질은 근첨부 및 치근분지부에 분포한다."라고 쓰여 있다. 그러나 필자 등이 조직절편을 조사해 본 결과 치근의 약 80%는 세포성 백악질로 덮여 있었다(**그림 1–2**).

세포성 백악질이 거의 모든 치근 표면을 덮고 있고, 무세포성 백악질은 극히 일부에만 보인다고 쓰인 구강조직학 교과서도 있다[9].

치근 표면을 덮는 백악질이 무세포성 백악질이 아니라 세포성 백악질이라면 치근 표면에 부착한 내독소는 쉽게 심부로 침입한다고 생각할 수 있다. 왜냐하면 세포성 백악질에서는 다수의 백악세포가 돌기를 내고 서로 접속하고 있기 때문이다. 백악세포의 돌기는 보디안 염색(Bodian's stain)으로 뚜렷하게 볼 수 있다(**그림 1–3**).

지나친 치석제거술·치근활택술은 임상적으로 문제가 있을까?

건강한 백악질·상아질을 제거해도 상아질의 표면에는 백악질이 형성되고(**그림 1–4**), 백악질과 이틀뼈(치조골) 사이에는 치근막이 형성된다. 백악질은 재생 능력이 높은 조

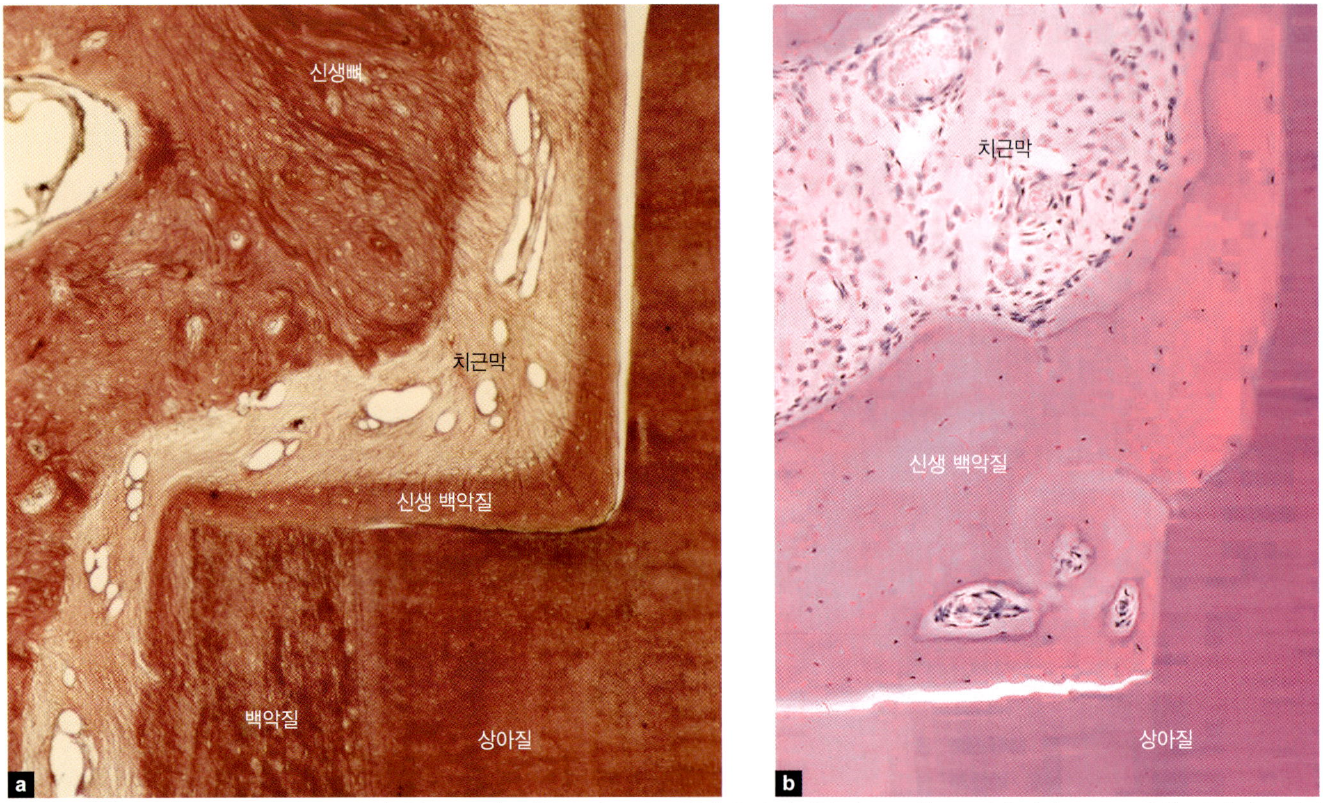

그림 1-4. 백악질의 재생을 보이는 조직상(실험동물: 개). 실험적 치근 와동 형성 후에 재생한 치주조직(a: 보디안 염색, b: HE 염색). 상아질 표면에 백악질이 형성되고 있다(신생 백악질). 백악질과 이틀뼈 사이에는 치근막의 신생이 보인다.

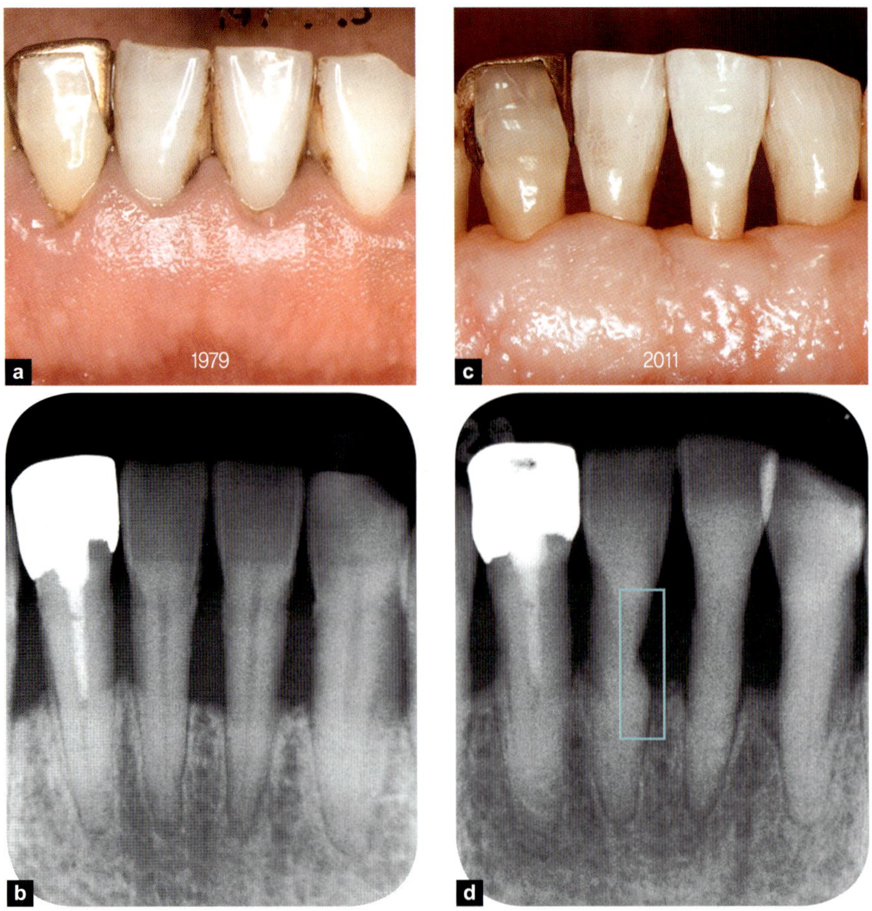

그림 1-5. 철저하게 치근활택술을 한 증례. 약 30년에 걸쳐 치근활택술을 철저하게 한 증례. 방사선사진에서 치근의 치질이 삭제된 것을 알 수 있다(하늘색 네모). 이러한 증례에서도 치태조절이 충분하면 임상적으로는 아무 문제가 없다. *사진 제공: Kitagawara Takeshi(北川原 健) 선생님(나가노시 개업).

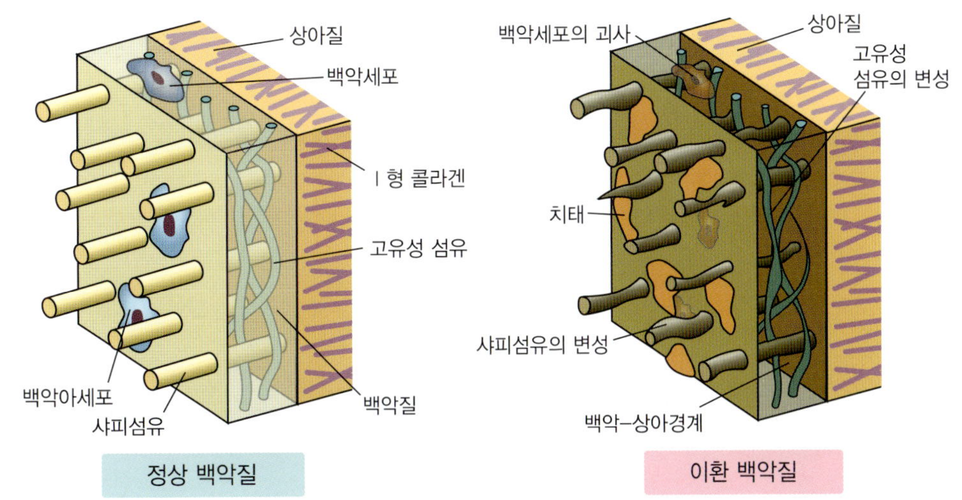

그림 1-6. 치주염에 이환된 백악질의 변화를 보이는 모식도. 염증이 세포성 백악질에 이르면 샤피섬유의 단열, 변성, 괴사가 일어난다. 백악세포의 돌기를 매개로 염증은 백악질 심부까지 도달한다. 세포성 백악질 전체로 변성, 괴사가 퍼진다.

직이라고 할 수 있다.

비록 치근활택술로 치근조직을 삭제했다고 해도 치태조절이 충분하면 임상적으로 문제가 발생하지 않는다고 한다 [Kitagawara Takeshi(北川原 健) 선생님의 개인적인 의견에 의함](**그림 1–5**).

결론(Conclusion)

① 백악질을 제거해도 감염이 없으면 재생한다.

② 내독소는 무세포성 백악질에서는 거의 침투하지 않지만 세포성 백악질에서는 백악세포의 돌기를 매개로 심부까지 도달한다. 그 결과 샤피섬유(Sharpey's fiber)의 단열, 변성, 괴사가 일어나 세포성 백악질 전체로 변성, 괴사가 퍼진다[10](**그림 1–6**).

③ 치근의 표면을 덮는 백악질 대부분은 세포성 백악질이며 무세포성 백악질의 분포는 매우 적다.

④ 상피성 부착은 결합조직성 부착으로 치환한다.

⑤ 치근활택술은 철저하게 해야 한다(치태뿐만 아니라 괴사 백악질 등 염증의 원인을 제거해야 함).

참고문헌

1. Lindhe J. Clinical Periodontology and Implant Dentistry. 3rd Ed. Copenhagen: Munksgaard, 1997.
2. Nyman S, Karring T, Lindhe J, Plantén S. Healing following implantation periodontitis-affected roots into gingival connective tissue. J Clin Periodontol 1980 ; 7 : 394 - 401.
3. Karring T, Nyman S, Lindhe J. Healing following implantation of periodontitis affected roots into bone tissue. J Clin Periodontol 1980 ; 7 : 96 - 105.
4. Cheetham WA, Wilson M, Kieser JB. Root surface debridement--an in vitro assessment. J Clin Periodontol 1988 ; 15 : 288 - 292.
5. Hughes FJ, Auger DW, Smales FC. Investigation of the distribution of cementum- associated lipopolysaccharides in periodontal disease by scanning electron microscope immunohistochemistry. J Periodontal Res 1988 ; 23 : 100 - 106.
6. Hughes FJ, Smales FC. The distribution and quantitation of cementum-bound lipopolysaccharide on periodontally diseased root surfaces of human teeth. Arch Oral Biol 1990 ; 35 : 295 - 299.
7. 小田茂. 歯周炎罹患歯における endotoxin 浸透程度について. 日本歯周病学会会誌 1992 ; 34 : 46 - 59.
8. 小川哲次, 岡本莫. 上皮性ならびに結合組織性付着獲得の条件. In : 下野正基, 飯島国好・編. 治癒の病理　臨床編　第2巻　歯周組織. 東京 : 医歯薬出版, 1994 : 125 - 149.
9. 三好作一郎, 見明清. 歯と口腔の組織図譜. 書林, 1978 : 106.
10. 下野正基. やさしい治癒のしくみとはたらき. 東京 : 医歯薬出版, 2013 : 75, 102.

치주학 02 **육아조직 ①**

질문

치주소파술에서 육아조직은 어디까지 제거해야 합니까?

대답

감염 육아조직(임상적으로는 불량 육아조직이라 불림)은 제거해야 합니다.

【자세한 설명과 근거(evidence)】

감염 육아조직을 제거한 쪽이 치유가 빠르다는 것이 결론이다.

중등도의 치주질환에서 염증을 동반한 육아조직(감염 육아조직)을 외과적으로 절제하지 않고 칫솔질과 치석제거술(치근활택술에서는 일부의 육아조직이 외과적으로 제거될 가능성이 있음)만으로 치료하면 치유에 이르는 경과가 상당히 오래 걸릴 것으로 생각된다. 그 이유는 감염 육아조직이 남아 있어 일부에서는 '삼출' → '치유'의 과정을 왔다갔다하므로 치유에 가까운 안정된 상태에는 이르지 않기 때문이다. 가능한 한 빠른 치유를 위해서는 서둘러 원인을 제거해야만 한다.

병소의 감염 범위는 환자, 부위, 염증 경과에 따라 각각 다르다. 소파해야 하는 병소의 범위(육아조직과 정상 연조직의 경계선)는 그때마다 술자가 정확하게 판단해야 한다.

일반적으로는 **염증 징후의 유·무, 염증의 경과와 육아조직의 관련, 치태조절의 상태** 등에 따라 **감염 육아조직인지를 판단**할 수 있다.

병리 총론적으로는 "육아조직이란 병적 상태에서 나타나는 유약한 혈관결합조직이다."라고 정의되어 '진행성 병변(반응성 증식)' 내에서 설명된다(염증과는 다른 카테고리임)[1,2]. 따라서 육아조직은 건강한 상태에서는 존재하지 않

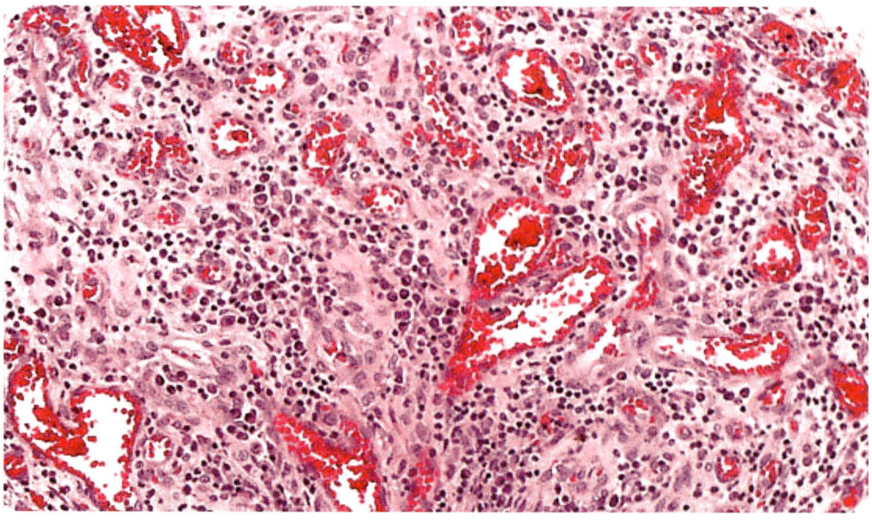

그림 2-1. 육아조직을 보이는 조직상. 육아조직은 유약한 혈관결합조직이므로, 섬유아세포와 모세혈관(혈관 내피세포)이 있는 것이 가장 큰 특징이다. 다수의 모세혈관 안에는 적혈구가 보이고 혈관과 혈관 사이에는 섬유아세포와 대량의 염증성 세포침윤이 관찰된다.

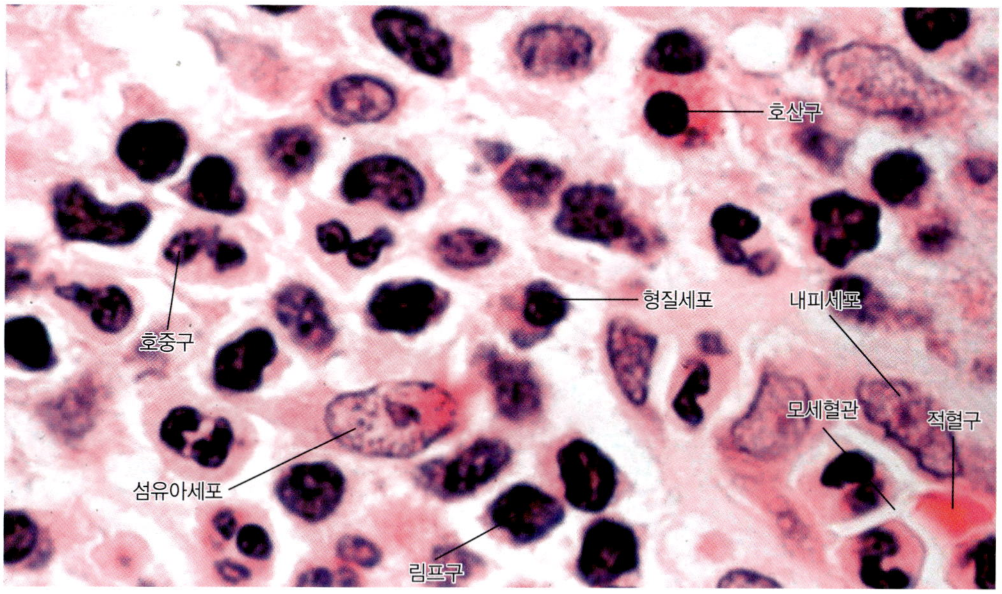

그림 2-2. 육아조직 안의 염증성 세포. 육아조직 안에서는 섬유아세포와 혈관 내피세포 외에도 호중구, 림프구, 호염기구, 호산구, 형질세포 등 염증성 세포가 관찰된다.

고, '혈관결합조직'이기 때문에 섬유아세포와 모세혈관(혈관 내피세포)이 포함되어 있지 않으면 육아조직이라고 할 수는 없다. 그 밖에 염증성 세포(호중구, 대식세포, 림프구, 호염기구, 호산구 등)를 볼 수 있는데 출현하는 세포의 수는 염증의 정도에 비례한다(**그림 2-1, 2-2**).

참고문헌

1. 枝重夫. 進行性病変(反応性増殖). In：下野正基・編. ハンディ病理学・口腔病理学. 東京：学建書院, 1997：38 - 48.
2. 菊地浩吉, 吉木敬. 新病理学総論16 版. 東京：南山堂, 1998：108 - 112.

치주학 03

육아조직 ②

질문 육아조직은 어떤 변화를 겪습니까?

대답 감염이 없으면 육아조직은 섬유화해 반흔조직이 됩니다. 감염을 동반하지 않는 육아조직은 '치유의 증명'이라고도 불리는 조직입니다.

【자세한 설명과 근거(evidence)】

육아조직의 전귀(exitus)는 감염을 동반하는지 동반하지 않는지에 따라 크게 달라진다. 감염을 동반한(원인이 제거되지 않았거나 제거가 불완전한) 경우이면 염증의 삼출 기전과 수복 기전이 뒤섞인 상태에서 만성 염증으로 이행한다. 만성 염증은 '방해받은 치유'[1]이므로 임상적으로는 바람직한 치유를 기대할 수 없다.

감염을 동반하지 않는 경우이면 육아조직은 섬유화해 반흔조직(scar tissue)이 된다.

손상을 입은 피하조직 및 구강점막하조직은 약 1주 후에 육아조직이 형성되어 2~4주 후에 섬유화가 시작된다(**그림 3-1**).

골절의 경우는 골절의 끝 부위에 형성된 육아조직이 뼈막에서 유래하기 때문에 골아세포를 포함하고 있어 '골육아'라 불리는 애벌뼈(callus)를 형성해 뼈를 재생한다[2]. 치주조직에 형성된 육아조직의 경우는 10쪽 '개의 실험적 치근 와동'과 같은 치유 과정을 거친다(**그림 4-1a~d**).

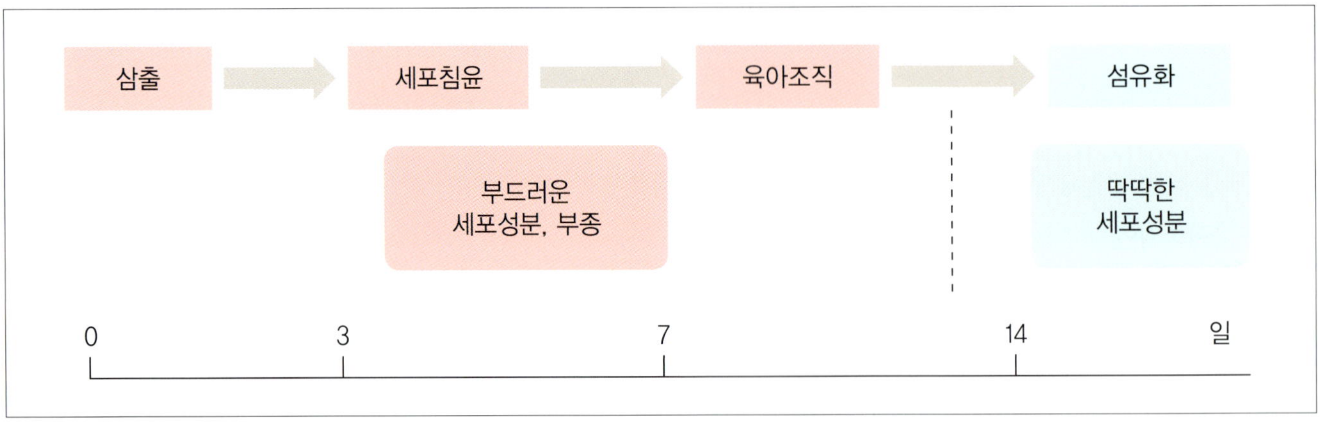

그림 3-1. 육아조직의 전귀(exitus). 감염을 동반하지 않는 경우 부드러운 육아조직은 섬유화해 딱딱한 반흔조직이 된다. 약 1주 후에 육아조직이 형성되고, 2~4주 후에 섬유화가 시작된다.

참고문헌

1. Trowbridge HO, Emling RC・著, 下野正基・監訳. やさしい炎症論. エンド・ペリオの理解のために. 東京：クインテッセンス出版, 1990.

2. 菊地浩吉, 吉木敬. 新病理学総論 16版. 東京：南山堂, 1998：108 - 112.

치주학 04 **육아조직 ③**

질문 육아조직은 언제 나타납니까?

대답 육아조직은 상처치유, 조직 결손의 보충, 이물 처리, 염증 시기에 출현합니다.

【자세한 설명과 근거(evidence)】

상처치유

상처가 크게 노출해 있거나 감염이 일어나고 있는 경우에 대량의 육아조직이 형성되고 그 결과 반흔조직이 된다. 이렇게 육아조직을 동반한 상처치유를 **불완전 치유**라고 부른다.

참고로 외과 수술의 상처 표면처럼 상처가 작고 표면이 밀착해 감염이 없는 경우는 육아조직의 형성이 거의 없고 조직은 완전히 원래대로 돌아가므로 **완전 치유**라고 한다.

조직 결손의 보충

외상이나 염증 등으로 조직이 결손되었을 때 결손의 보충에도 육아조직이 관여한다. 실험적으로 개에게 치근 와동을 형성해 치유 과정을 관찰하면 와동 안은 3일 후에 삼출액이나 혈병으로 채워지고(**그림 4-1a**), 1주 후에는 육아조직으로 채워진다(**그림 4-1b**). 감염이 없으면 염증성 세포는 거의 볼 수 없다. 2주 후가 되면 이틀뼈 끝 부위에서 새로 뼈가 생겨 결손부를 중개하듯 성장한다(**그림 4-1c**). 120일 이후에 신생뼈는 와동의 함몰부에 대응해서 증식한다. 상아질의 표면은 신생 백악질에 의해 덮인다(**그림 4-1d**). 이러한 실험에서는 재생의 주역이 치근막이며 치근막 유래의 미분화 간엽세포(간엽계줄기세포, mesenchymal stem cell)의 증식·분화, 성장인자, 지지체(scaffold)가 중요해진다.

이물 처리

이물의 처리에는 (1) 육아조직을 동반하지 않는 처리와 (2) 육아조직을 동반하는 처리가 있다. 전자는 이물이 작은 경우의 처리 기전으로서 '흡수, 탐식, 융해'를 통해 처리한다(**그림 4-2a**). 이물이 큰 경우는 육아조직이 출현해 '기질화, 피포화(encapsulation)'를 통해 처리한다(**그림 4-2b**).

염증

염증이 있을 때도 육아조직은 출현한다(**그림 4-3**). 특히 만성 염증(또는 염증의 치유기)에서 육아조직을 볼 수 있다[1,2].

참고문헌

1. 菊地浩吉, 吉木敬. 新病理学総論 16版. 東京：南山堂, 1998：108-112.
2. 枝重夫. 進行性病変(反応性増殖). In：下野正基·編. ハンディ病理学·口腔病理学. 東京：学建書院, 1997：38-48.

그림 4-1. 조직 결손 보충을 위한 육아조직. 개의 실험적 치근 와동 형성 후의 치유 과정에서 와동 안은 3일 후에 삼출액이나 혈병으로 채워진다. 1주 후에는 와동 안에서 육아조직을 볼 수 있다. 감염이 없으면 염증성 세포는 볼 수 없다. 2주 후가 되면 이틀뼈 끝 부위에서 새로 뼈가 생겨 결손부를 중개하듯이 성장한다. 120일 후에는 신생 뼈가 와동의 함몰부에 대응해서 증식하고, 백악질의 신생도 관찰된다.

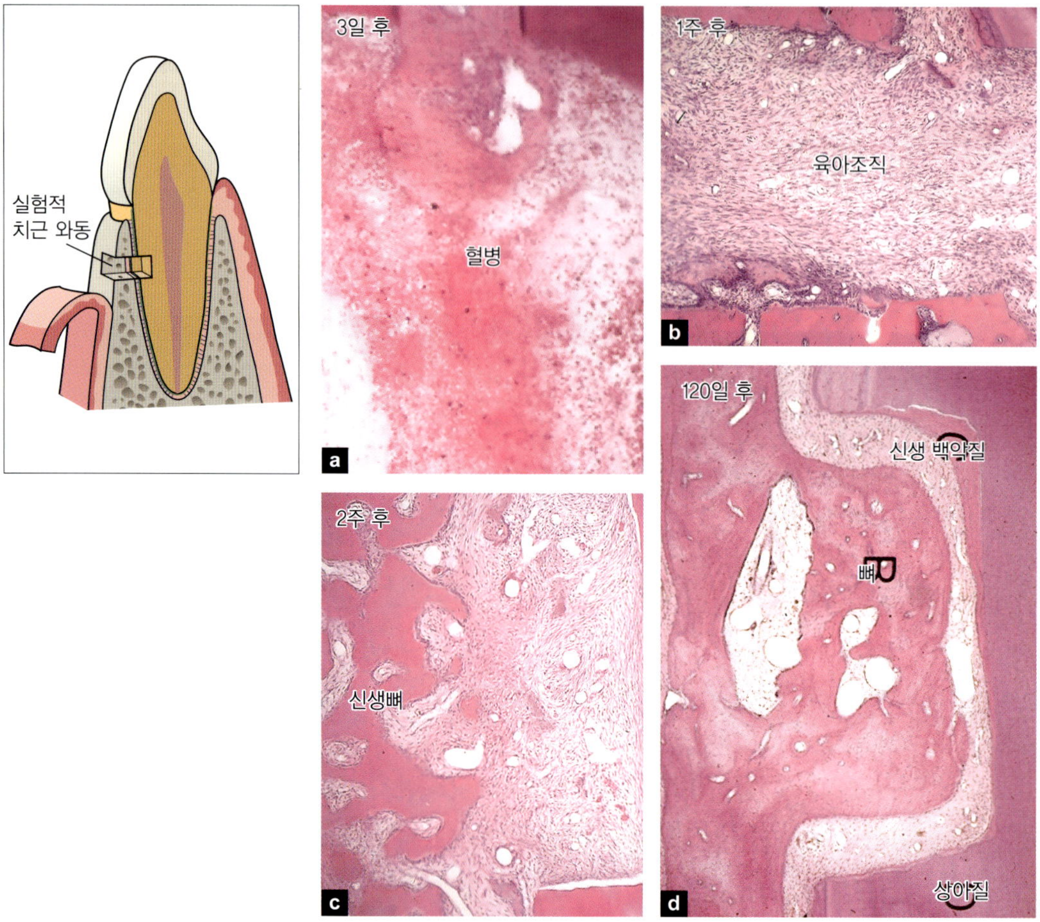

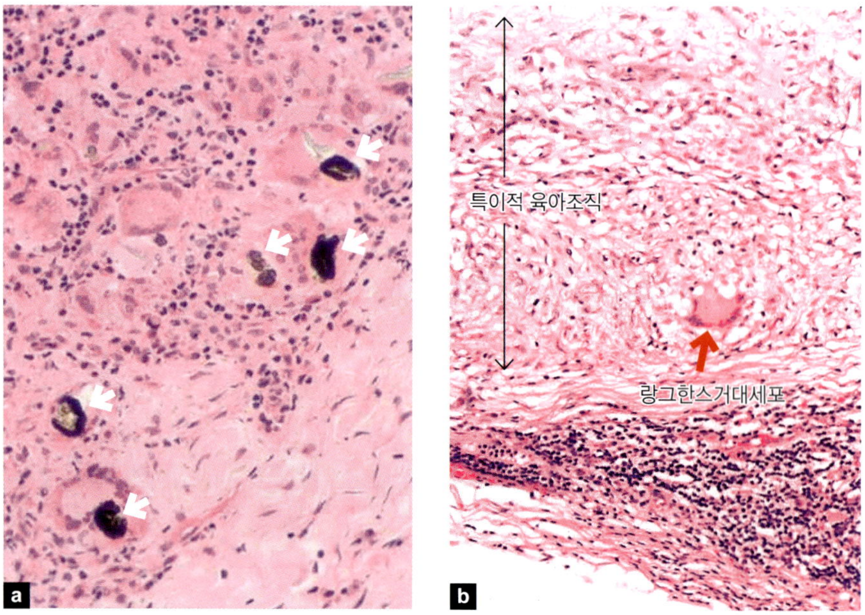

그림 4-2. 이물의 처리.
a: 육아조직을 동반하지 않는 이물 처리. 거대세포가 금속 입자(흰색 화살표)를 탐식하고 있다.
b: 육아조직을 동반한 이물 처리. 결핵 결절. 특이적 육아조직 안에서 랑그한스거대세포(Langhans giant cell, 빨강 화살표)가 관찰된다.

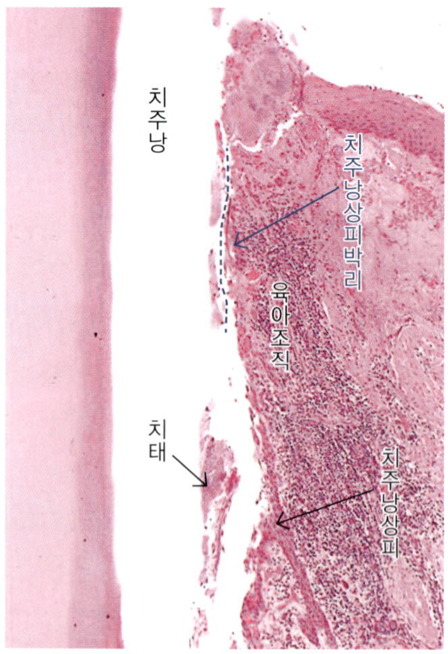

그림 4-3. 염증을 동반한 육아조직. 치주염에 동반해 출현한 육아조직의 병리조직상. 치주낭 안에 치태가 있다. 치주낭에 인접하는 치주조직에는 염증성 세포침윤을 동반한 감염 육아조직의 층이 보인다. 치주낭상피는 넓은 범위에서 박리하고 있어 육아조직이 치주낭에 노출되어 있다.

치주학 05

육아조직 ④

질문 불량 육아조직이란 무엇입니까?

대답 **'불량 육아조직'은 '감염 육아조직'입니다.**

【자세한 설명과 근거(evidence)】

육아조직은 치주학 04에서 설명한 대로 (1) 상처치유, (2) 조직 결손의 보충, (3) 이물 처리, (4) 염증 상태에서 보이므로 '육아조직은 치유의 증명'이라고도 이야기한다.

임상적으로 자주 이용되는 '불량 육아조직'이란 용어는 유럽과 미국의 구강병리학의 교과서에는 실리지 않아서 병리학적으로 적절한 표현이라고는 말할 수 없을 것 같다. 정확하게는 '**염증을 동반한 육아조직**' 또는 '**감염 육아조직** (infected granulation tissue)'이라고 불러야 하며 이 표현이 국제적으로도 통용된다고 생각한다[1].

감염 육아조직에는 삼출로 인해 대량의 삼출액이나 삼출세포가 있고 이것에 더해 세균, 괴사조직 등이 포함되어 있다(**그림 5-1**). 어쨌든 감염을 동반한 육아조직은 '치유가 방해받은 상태'이므로 바람직한 치유는 기대할 수 없다. 염증의 원인을 제거하지 않는 한 치유되지 않는다.

요약하면 '불량 육아조직'은 '감염 육아조직'이며, '치유가 방해받은 상태'를 의미한다. 그러므로 **상처치유, 이물의 처리, 조직 결손의 보충을 위해서 나타난 육아조직과는 명확히 구별해 제거하는 것이 바람직하다.**

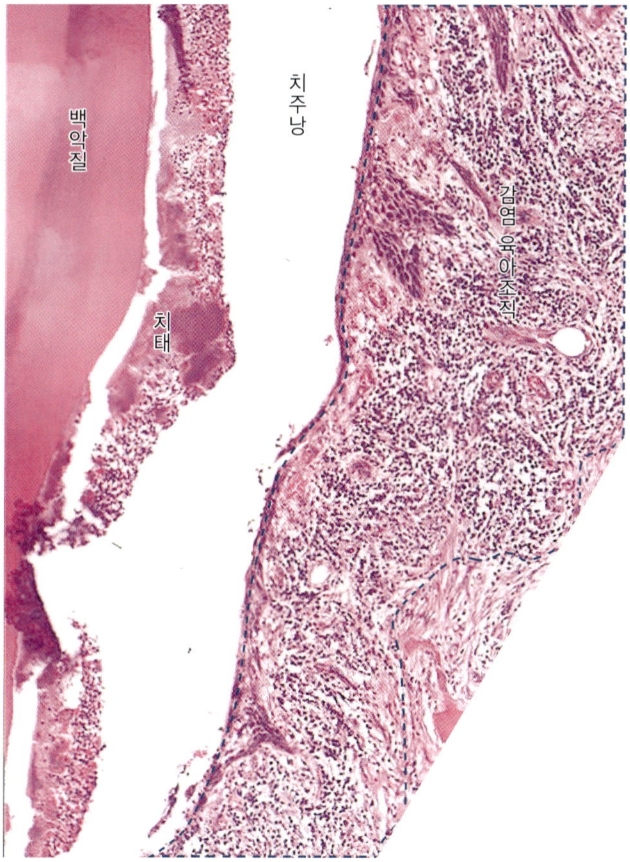

그림 5-1. 감염 육아조직의 병리조직상. 치주낭 안에서 치태가 백악질에 부착해 있다. 치주낭과 마주한 치주조직에는 염증성 세포가 침윤한 감염 육아조직(파란색 점선으로 둘러싼 부위)이 보인다. 치주낭상피는 남아 있지만 군데군데 끊어져 있고 육아조직이 치주낭에 노출되어 있다. 이러한 상태에서는 치주병원균이 쉽게 혈관 안으로 침입할 수 있다.

참고문헌

1. Trowbridge HO, Emling RC. Inflammation: A Review of the Process, 5th Ed. Chicago : Quintessence Publishing, 1997.

치주학 06

육아조직 ⑤

질문 염증과 육아조직은 어떤 관계가 있습니까?

대답 **일반적으로 염증이 잦아들면 그것을 대신하여 섬유성의 수복(육아조직의 형성)이 일어납니다[1,2]. 급성에서 만성으로 이행하는 과정에서 염증 부위에는 염증성 조직과 육아조직이 뒤섞이게 됩니다. 견해를 바꿔 보면 '염증을 동반하지 않는 육아조직'이 있고 '육아조직을 동반하지 않는 염증'이 있다고도 할 수 있습니다.**

【자세한 설명과 근거(evidence)】

염증과 육아조직의 관계를 정리하면 **그림 6-1**과 같이 요약할 수 있다. '염증을 동반하지 않는 육아조직'이 있고 '육아조직을 동반하지 않는 염증'이 있는 것이다.

염증은 경과에 따라 '급성 염증'과 '만성 염증'으로 나눌 수 있다. 염증을 동반한 육아조직은 만성 염증으로 볼 수 있다. 만성 염증과 면역은 같은 의미가 아니지만 면역반응은 염증의 후기에 볼 수 있다[2]. 염증의 변화 중에서 **그림 6-1**의 빨간색 테두리로 둘러싼 변화는 '육아조직을 동반하지 않는 염증'이라고 생각할 수 있다.

한편 육아조직은 4개의 병적 상태에 관여한다. 분명 염증에 따라 육아조직은 출현하지만, **그림 6-1**의 파란색 테두리로 둘러싼 병변(이물의 처리에서는 약간의 염증을 동반한다고도 생각됨)은 '염증을 동반하지 않는 육아조직'이라고 할 수 있다.

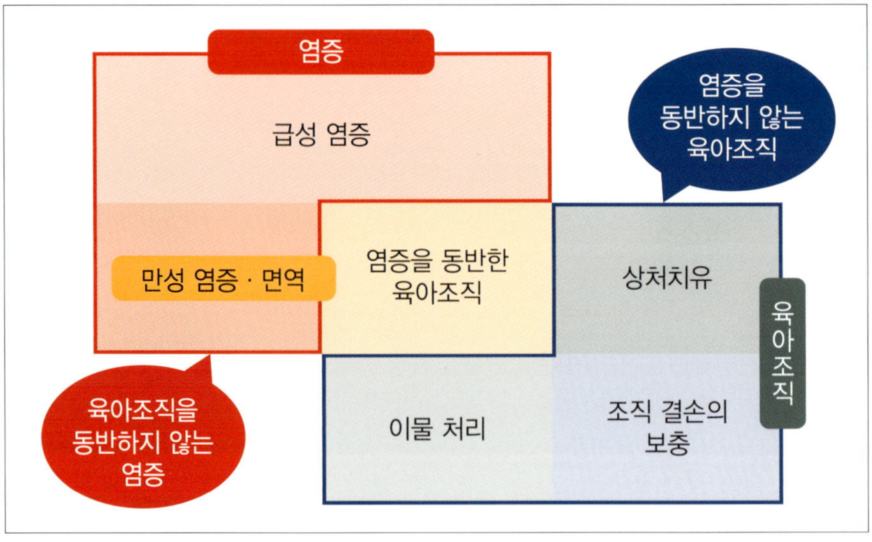

그림 6-1. 염증과 육아조직의 관계를 나타내는 모식도. '염증을 동반하지 않는 육아조직'이 있고 '육아조직을 동반하지 않는 염증'이 있다. 염증은 경과에 따라 '급성 염증'과 '만성 염증'으로 나눌 수 있다. 육아조직은 4개의 병적 상태에 관여한다. 빨간색 테두리로 둘러싼 변화는 육아조직을 동반하지 않는 염증이라고 생각할 수 있다. 한편 파란색 테두리로 둘러싼 병변은 '염증을 동반하지 않는 육아조직'이라고 할 수 있다.

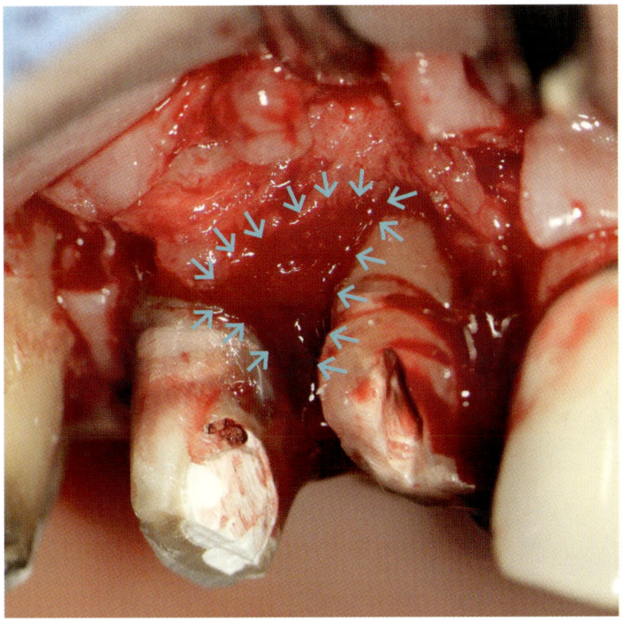

그림 6-2a. 제거하기 전의 감염 육아조직. 화살표로 둘러싼 붉고 물렁물렁한 부분이 '감염 육아조직'이다.

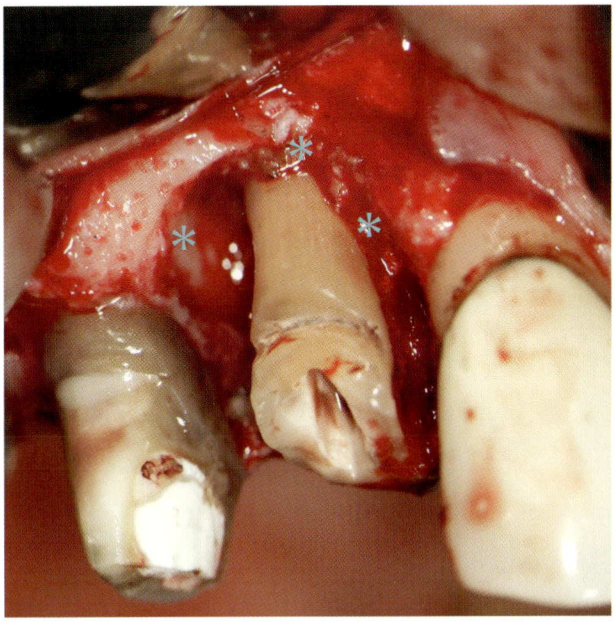

그림 6-2b. 육아조직을 제거한 뒤의 치주낭. *표는 뼈 표면에 남은 '염증을 동반하지 않는 육아조직' 또는 건강한 결합조직을 나타낸다. 사진 제공: Mikami Itaru(三上 格) 선생님(도마코마이시 개업).

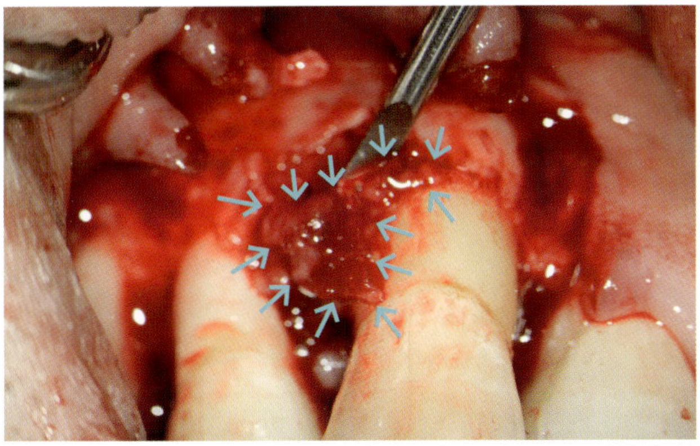

그림 6-3a. 제거하기 전의 감염 육아조직. 큐렛으로 들어올린 붉은 부종성의 조직(화살표로 둘러싸인 부분)이 '감염 육아조직'을 나타낸다.

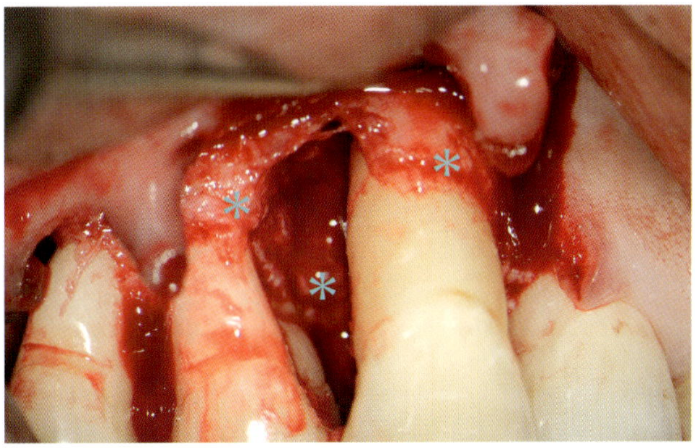

그림 6-3b. 육아조직을 제거한 뒤의 치주낭. *표는 뼈 표면에 남은 '염증을 동반하지 않는 육아조직' 또는 건강한 결합조직이다. 사진 제공: Mikami Itaru 선생님(도마코마이시 개업).

'감염 육아조직'과 '염증을 동반하지 않는 육아조직'의 임상적 취급

'감염 육아조직'은 쉽게 출혈하는 성질과 함께 부종성(서서히 출혈하는 물렁물렁한 조직)으로 뜯기기 쉬운 것이 특징이다(**그림 6-2a, 3a**). 큐렛이나 큐렛 모양 스케일러 등으로 박리해 큐렛 모양 핀셋으로 쉽게 제거할 수 있다. 그리고 감염 육아조직이 제거된 경우는 주위조직으로부터의 출혈량이 줄어들므로 이것을 기준으로 삼을 수 있다. 한편 '염증을 동반하지 않는 육아조직' 및 건강한 결합조직은 큐렛 모양 핀셋으로 잡아당겨도 분명한 저항이 있어 간단하게 제거할 수는 없다. 이러한 조직(치근막, 뼈막)을 CO_2 레이저 등으로 무리하게 제거하지 않도록 주의해야 한다. 왜냐하면 이러한 조직이 재생·치유에 적극적으로 관여할 가능성이 있기 때문이다.

참고문헌

1. Trowbridge HO, Emling RC. Inflammation: A Review of the Process, 5th Ed. Chicago : Quintessence Publishing, 1997.
2. 下野正基・編・著. スタンダード病理学. 東京：学建書院, 2005.

치주학 07

치석이 없는데 왜 뼈흡수가 일어날까?

질문

교합력의 문제도 없을 것 같은데 치석이나 치태가 없는 치근면 주위에서도 뼈흡수가 일어나는 이유는 무엇입니까?

대답

치석이나 치태가 없는 치근면이라도 비부착성 치태가 있으면 치주염이 발생하고 뼈흡수가 일어납니다.

【자세한 설명과 근거(evidence)】

이전부터 치석이 치주질환의 원인으로 알려져 있는데, 치석 그 자체가 치주조직에 접촉하는 치태의 양을 증가시키긴 하지만 치주질환의 직접적인 원인은 아니라고 밝혀졌다[2].

치석 형성의 기전

치석은 치태 안에 있는 '석회화하는 세균'에 의해 만들어진다. 석회화하는 세균의 대표적인 것으로 *Corynebacterium matruchotii*가 있다. 이 세균은 불과 2주 만에 석회화하고 세균의 석회화가 끝나면 그 주위에 또 세균이 모여 새롭게 석회화한다. 치태세균이 없으면 치석은 만들어지지 않는다. 석회화한 세균이 층 모양을 이루고 큰 덩어리가 되어 큰 치석이 형성된다.

치석의 형성은 타액과 밀접한 관계가 있다. 타액의 pH가 높아져 알칼리성으로 기울면 세균에 의해 만들어진 석회화물 주변에 큰 치석이 되어 성장한다[1,2](**그림 7-1**).

표 7-1. 치은연상 치석과 치은연하 치석의 차이

	색	석회화	경도	치아와의 부착
치은연상 치석	황백색	약함	비교적 부드러움	약함
치은연하 치석	갈색, 암갈색	강함	매우 딱딱함	강함

치은연상 치석과 치은연하 치석

치태와 마찬가지로 치석에도 치은연상 치석과 치은연하 치석이 있다. 각각의 특징은 **표 7-1**과 같다.

부착성 치태와 비부착성 치태

치은연하 치태는 또한 **부착성 치태**(치근면과 치은 상피에 부착함)와 **비부착성 치태**로 나눌 수 있다[1]. **치근에 치태가 붙지 않은 경우라도 비부착성 치태가 존재하면 치주염이 발생한다.**

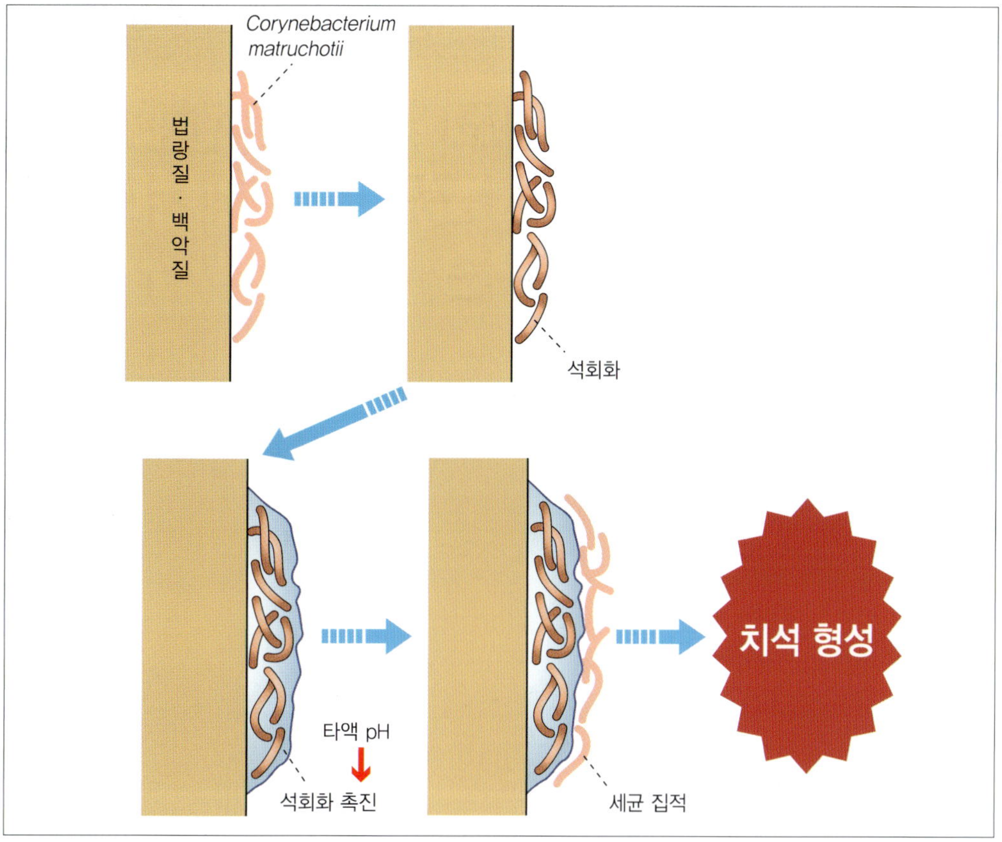

그림 7-1. 치석 형성의 기전을 보이는 모식도. 치아 표면에 부착한 *Corynebacterium matruchotii*는 불과 2주 만에 석회화한다. 세균의 석회화가 끝나면 그 주위에 더더욱 세균이 모여 석회화하므로 석회화한 세균이 층 모양의 큰 덩어리가 되어 큰 치석이 형성된다. 게다가 타액의 pH가 높아져 알칼리성으로 기울면 타액 성분이 석회화물 주변에 더 거대한 치석을 형성한다.

참고문헌

1. 奥田克爾. デンタルバイオフィルム. 東京：医歯薬出版, 2010：41.
2. 下野正基. やさしい治癒のしくみとはたらき. 東京：医歯薬出版, 2013：59‐60.

치주학 08

치은연상 치태

질문

치은연상 치태의 조절만으로 치은이 좋아지는 이유는 무엇입니까?

대답

"치은연상 치태를 조절하면 치은연하 치태는 늘어나지 않는다."라는 사실이 증명되었습니다. 치은연하 치태의 세균은 치은연상 치태로부터 공급되므로[1], 치은연상 치태를 조절하면 치은연상 치태뿐만 아니라 치은연하 치태의 양도 감소해 그 결과 치은은 건강한 상태가 됩니다.

【자세한 설명과 근거(evidence)】

원숭이를 사용한 Waerhaug의 연구를 소개한다. 실험을 시작할 때 치은연상 및 치은연하의 모든 치태를 제거했다. 1년 동안의 실험 기간 중 좌측 치아는 주 3회 바스법(Bass method)을 이용해 주의 깊게 칫솔질하고, 우측 치아는 전혀 칫솔질하지 않았다.

발거 치아를 톨루이딘블루로 염색하면 치근막과 치태가 푸르게 염색된 것을 알 수 있다. 치근막과 치태 사이에 plaque free zone(염색되지 않는 부분)이 관찰된다[2] (그림 8-1a, b).

조직학적으로 관찰하면 칫솔질하지 않은 군에서는 거의

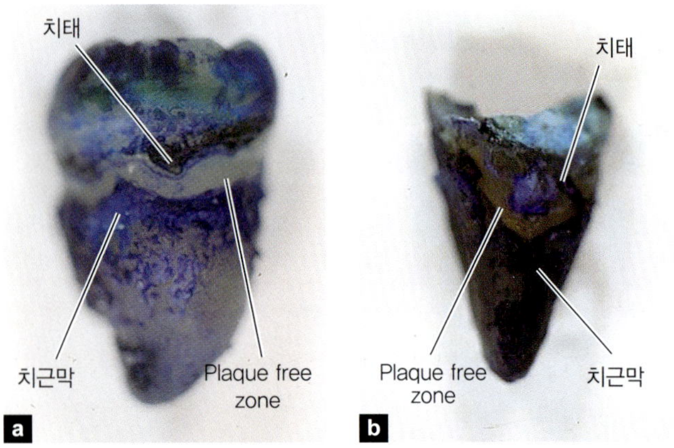

그림 8-1. 발거 치아를 톨루이딘블루로 염색하면 치근막과 치태는 푸르게 염색되어 보인다. 치근막과 치태 사이에 염색되지 않은 plaque free zone이 관찰된다. Plaque free zone은 부착상피에 의한 상피성 부착 부분에 해당한다[2].

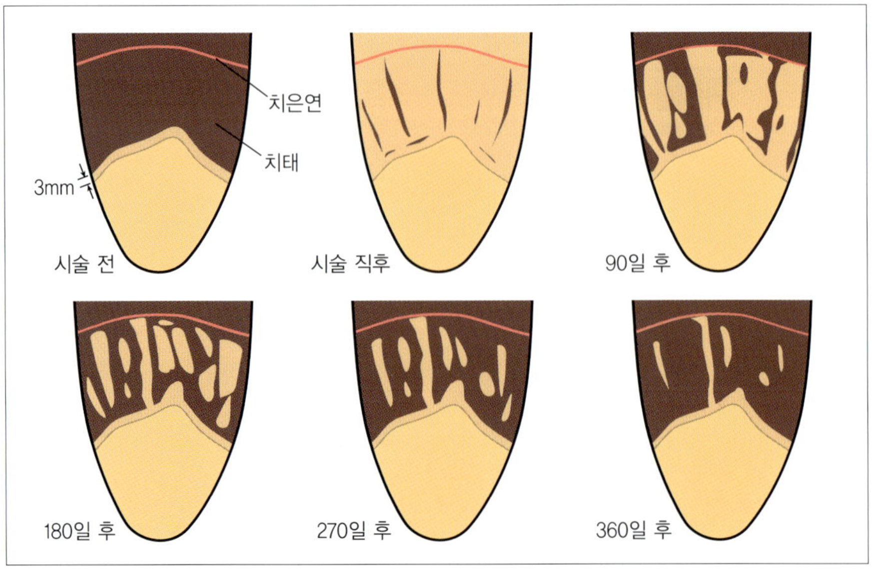

그림 8-2. Waerhaug의 연구결과를 요약한 모식도. 실험을 시작할 때 치은연상 및 치은연하의 모든 치태를 제거했다. 대조군의 치아는 전혀 칫솔질하지 않았다. 모식도는 칫솔질하지 않는 경우 치은연하 치태가 원래의 상태로 돌아오는 데 1년이 걸린다는 사실을 보여준다. *참고문헌 4에서 변경 인용.

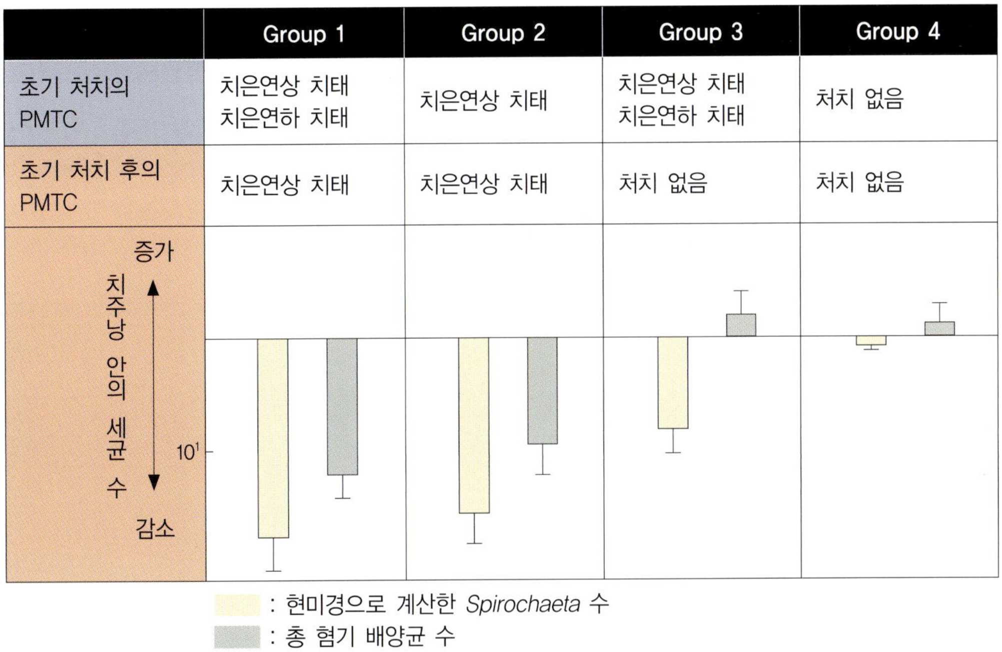

그림 8-3. 치은연상 치태와 치은연하 치태의 관계. 20일 동안의 연속한 PMTC를 통해 치은연상 치태를 조절하면 치은연하 치태(치주낭 안의 세균)가 감소하는 것을 증명한 실험 결과를 정리한 그래프이다. 치주낭 안의 세균을 증식시키지 않기 위해서는 치은연상 치태를 확실히 조절하는 것이 중요하다[5]. *참고문헌 1에서 변경 인용.

모든 예시에 치은연하 치태가 형성되고 있었던 것에 비해 칫솔질한 군에서는 치은연하 치태의 형성은 보이지 않았다. 이 결과는 **"치은연상 치태를 조절하면 치은연하 치태는 늘어나지 않는다."**라는 것을 의미한다[3].

그리고 Waerhaug는 치은연하 치태가 원래의 상태로 돌아오는 데 1년이 걸리는 사실을 보인 연구도 보고했다[4] (**그림 8-2**).

Smulow 등의 연구에서도 PMTC(professional mechanical tooth cleaning; 전문가 기계적 구강 청소)에 의한 치은연상 치태조절을 통해 치은연하 치태의 세균 수가 감소하는 것이 보인다[1,5](**그림 8-3**).

치은연상 치태와 치은연하 치태

치태는 치은연상 치태와 치은연하 치태로 나뉜다. 둘의 차이를 정리하면 **표 8-1**과 같다.

치은연상 치태를 전자현미경으로 관찰하면 세균의 집락이 펠리클(pellicle; 피막)에서 바깥쪽을 향해 원주형으로 넓어지고 있는 것을 알 수 있다. 사상균은 치면에 대해 수직으로 배열해 사상균이 구균으로 덮이면 이른바 corn-cob(옥수수 속대 형태의 세균 군집)이 보인다.

치주염의 치은연하 치태를 전자현미경으로 보면 치아의 표면 가까이에는 조밀한 치태가 있고, 그 외측에는 세균

표 8-1. 치은연상 치태와 치은연하 치태의 차이. 치은연상 치태와 치은연하 치태의 임상적 특징과 구성하는 세균을 정리했다. *참고문헌 5에서 인용

	임상적 특징	구성하는 세균
치은연상 치태	치은연보다 치관측에 있고, 염색액으로 빨갛게 염색됨	나선균, 방선균(actinomycetes), 그람음성 간균
치은연하 치태	치은연보다 치근측(치주낭 안)에 있고, 밖에서 보이지 않음 치주낭 안에서 미생물막(biofilm)을 형성함	그람음성 혐기성 구균, *Spirochaeta* 및 간균. 치주병원균(**표 8-2**)이라 불리는 특정 세균군이 있음

표 8-2. 치주병원균

① *Porphyromonas gingivalis*
② *Aggregatibacter actinomycemcomitans*
③ *Tannerella forsythis*
④ *Prevotella intermedia*
⑤ *Treponema denticola*
⑥ *Fusobacterium nucleatum*
⑦ *Campylobacter rectus*

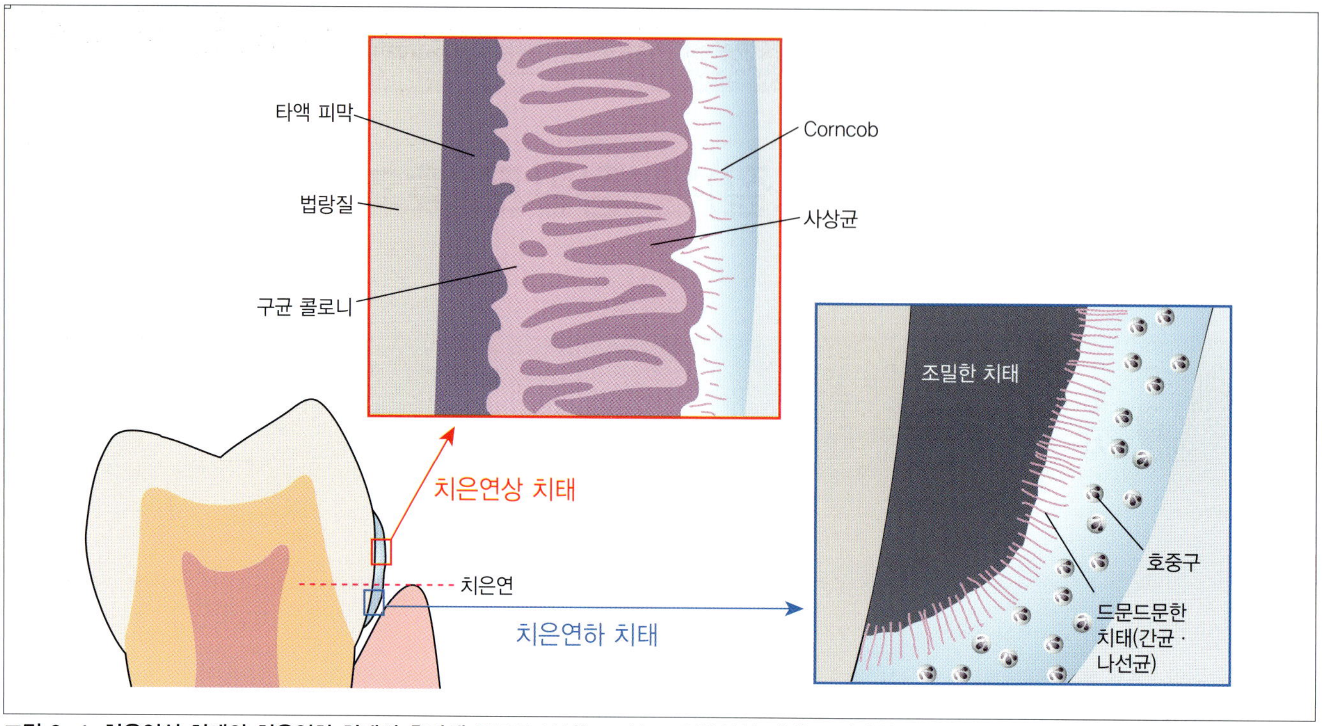

그림 8-4. 치은연상 치태와 치은연하 치태의 초미세 구조를 보이는 모식도. 치은연상 치태를 전자현미경으로 관찰하면 세균의 집락이 펠리클(pellicle; 피막)에서 바깥쪽을 향해 원주형으로 넓어진다. 사상균은 치면에 대해 수직으로 배열해 구균에 덮이게 되면 특징적인 corncob을 형성한다. 치은연하 치태를 전자현미경으로 보면 치아의 표면 가까이에는 조밀한 치태가 있고, 그 바깥쪽에는 나선균이나 간균이 드문드문 배열하고 있다. 그 층의 한층 더 바깥쪽에는 치은열구상피 안을 유주해 온 다수의 호중구가 관찰된다. ＊참고문헌 6에서 변경 인용.

(나선균이나 간균을 포함함)이 드문드문 배열한 치태의 층이 보인다. 이 층의 한층 더 바깥쪽에는 치은열구상피 안을 유주해 온 다수의 호중구가 관찰된다[6](**그림 8-4**).

참고문헌

1. Smulow JB, Turesky SS, Hill RG. The effect of supragingival plaque removal on anaerobic bacteria deep periodontal pockets. J Am Dent Assoc 1983 ; 107 : 737 - 742.
2. 下野正基. 新編治癒の病理. 東京：医歯薬出版, 2011 : 160.
3. Waerhaug J. Effect of toothbrushing on subgingival plaque formation. J Periodontol. 1981 ; 52 : 30 - 34.
4. Waerhaug J. Subgingival plaque and loss of attachment in periodontosis as evaluated on extracted teeth. J Periodontol 1977 ; 48 : 125 - 130.
5. 下野正基. やさしい治癒のしくみとはたらき. 東京；医歯薬出版, 2013 : 58.
6. Ten Cate AR. Oral Histology. Development, Structure and Function, 2nd ed. St Louis : Mosby, 1985 : 289 - 302.

치주학 09

칫솔질의 효과

질문

칫솔질(치태조절)은 정말로 효과가 있습니까?

대답

치태가 치은염(치주염)의 원인이며, 칫솔질(치태조절)로 염증이 신속히 사라지는 것을 보인 역사적으로 유명한 연구가 있습니다.

【자세한 설명과 근거(evidence)】

Löe 등은 자원봉사 치과대학생에게 치태 청소를 중지시켜 치태지수와 치은염지수의 상관관계를 실험적으로 증명했다. 실험적 치주염에서는 치태 부착 2~3일째의 치은연상 치태에서 그람양성 구균이나 간균이 검출된다. 그 후 그람음성 간균이나 사상균이 보이고 최종적으로는 그람음성 매독균이 증식한다. 치태가 부착하고 7일째까지는 치은염이 생긴다. 치태가 제거되면 치은염은 신속하게 사라진다. 이것은 칫솔질(치태조절)이 치주염의 예방에 효과가 있다는 사실을 전 세계에 보인 획기적인 연구였다[1].

그림 9-1은 실험적 치주염에서 치태지수 및 치은염지수의 변화와 구성 세균의 변화를 보인 것이다. 건강한 치은을 가지는 피험자군이 모든 구강내 청소를 중단하면 (1) 치아의 표면에 치태가 축적되고, (2) 전원에서 치은염이 보이며, (3) 구강내 청소의 재개로 치은이 원래의 건강한 상태로 돌아온 것을 나타낸다[2,3].

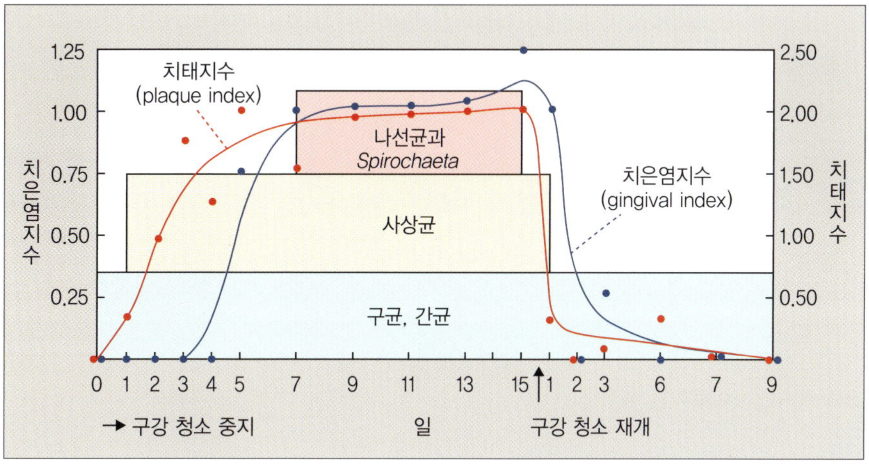

그림 9-1. 실험적 치은염에서 치은염지수와 치태지수의 변화와 구성 세균의 변화를 나타내는 그래프. 칫솔질의 중지로 치태를 부착시킨 2~3일 후의 치은연상 치태에서는 그람양성 구균이나 간균이 출현한다. 그 후 그람음성 간균이나 사상균이 검출되고, 최종적으로는 나선균과 *Spirochaeta*가 증식한다. 칫솔질을 중지하고 7일째까지 치은염이 생긴다. 칫솔질 재개 후 치태를 제거하면 치은염은 곧바로 사라진다. *참고문헌 2에서 변경 인용.

참고문헌

1. Löe H, Theilade E, Jensen SE. Experimental gingivitis in man. J Periodontol 1965; 36: 177-178.
2. Theilade E, Wright WH, Jensen SB, Löe H. Experimental gingivitis in man. II. A longitudinal clinical and bacteriological investigation. J Periodontal Res 1966; 1: 1-13.
3. 下野正基. やさしい治癒のしくみとはたらき. 東京：医歯薬出版, 2013.

치주학 10

치태와 뼈흡수

질문 치태는 어떻게 뼈를 흡수합니까?

대답 **치태가 직접 뼈를 흡수하지는 않습니다. 치태를 배제하기 위한 면역반응의 하나로서 T 림프구나 대식세포에 의해 만들어진 사이토카인이 뼈를 흡수합니다.**

【자세한 설명과 근거(evidence)】

사이토카인 네트워크와 뼈흡수

치주낭 안에 존재하는 LPS(내독소) 등의 균체 성분은 면역세포나 치은섬유아세포를 자극해 사이토카인(IL-1·IL-6·IL-8 등)을 생산한다. 또한 치은상피세포도 치주병원균 균체 성분의 자극을 받아 주화성 사이토카인(케모카인)을 생산하고 면역세포의 유주 능력을 촉진한다.

그리고 사이토카인 중에서 IL-1은 대식세포·림프구·섬유아세포로부터도 생산되는데, 이러한 세포에 작용해 프로스타글란딘(prostaglandin) E나 기질 금속단백질 분해효소(matrix metalloproteinase)의 생산을 유도한다. IL-1은 종양괴사인자 알파(TNF-α) 등과 함께 뼈의 흡수를 촉진한다. IL-6도 대식세포, 섬유아세포, 림프구로부터 생산되어 다양한 생리 활성을 발현한다[1,2](**그림 10-1**).

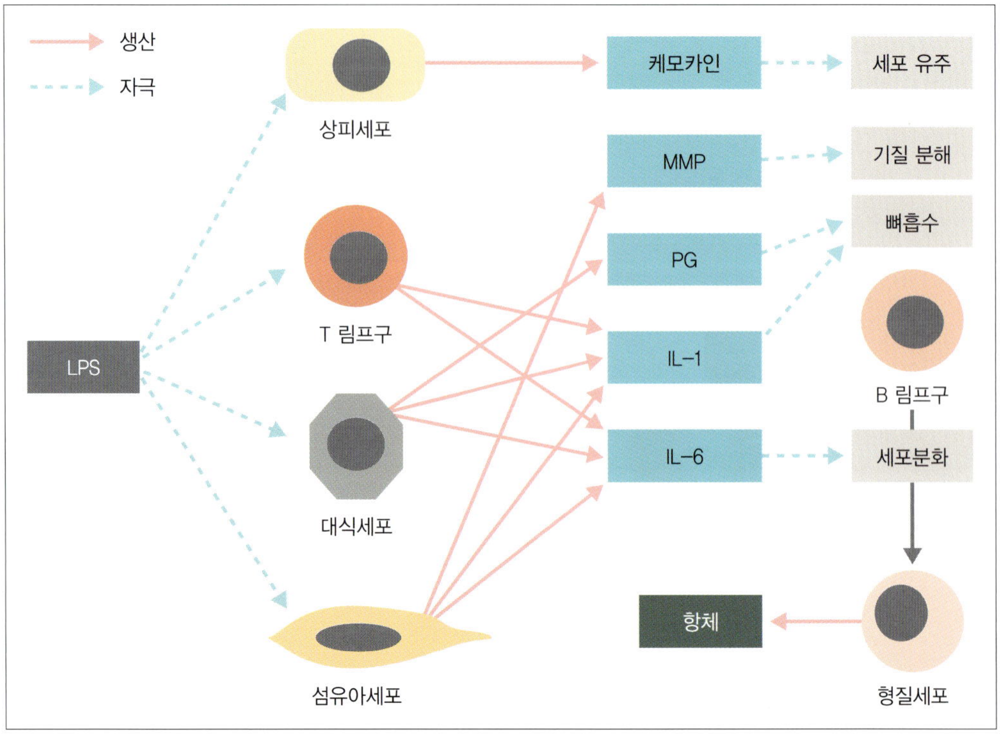

그림 10-1. 사이토카인 네트워크와 뼈흡수. LPS는 상피세포, T 림프구, 대식세포, 섬유아세포를 자극하고 각각 케모카인, 기질 금속단백질 분해효소(MMP), 프로스타글란딘(PG), IL-1, IL-6을 생산한다. 케모카인은 세포 유주, MMP는 기질 분해, PG 및 IL-1은 뼈흡수, IL-6은 B 림프구의 분화에 각각 관여한다. *참고문헌 3에서 변경 인용.

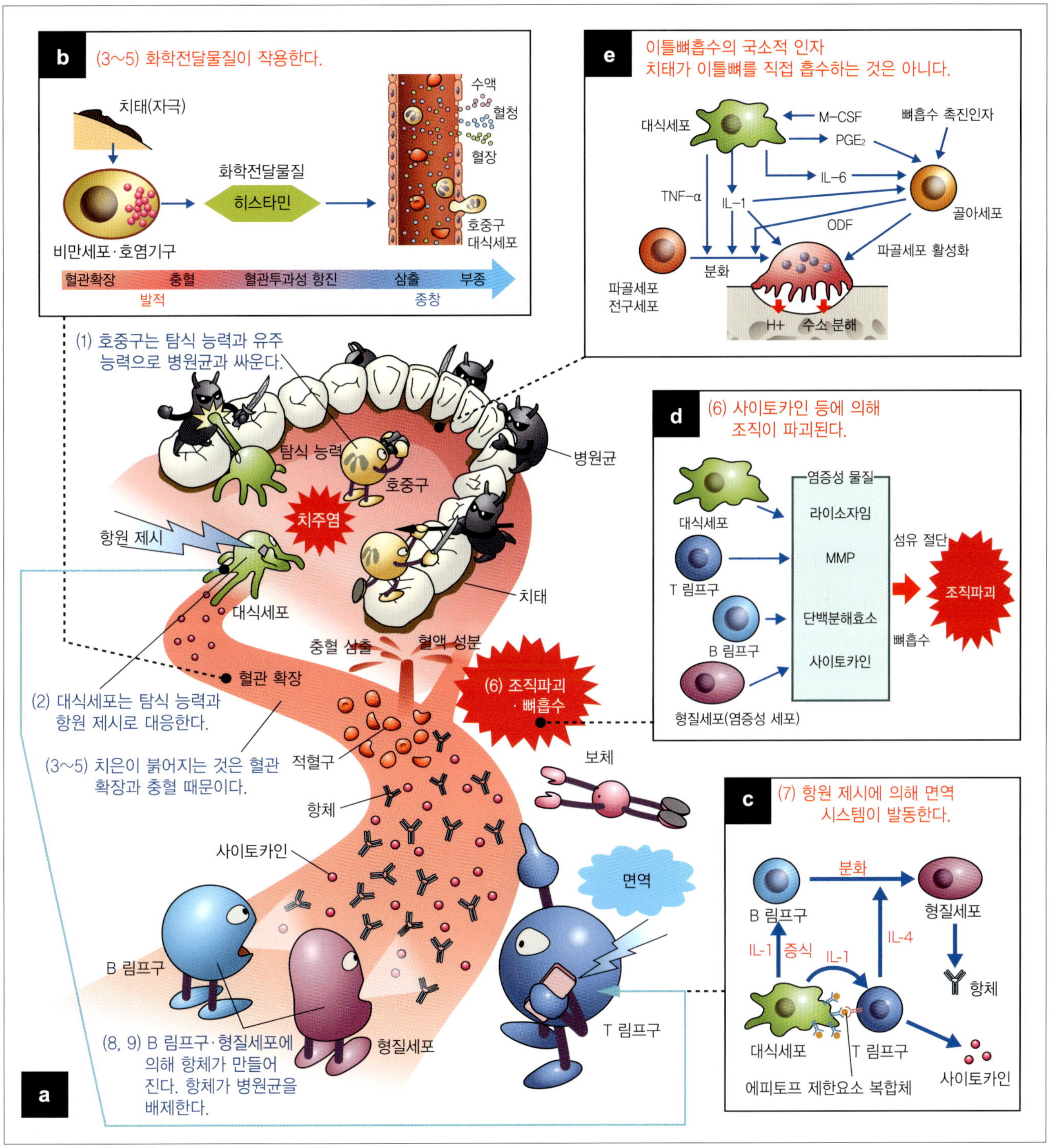

그림 10-2. '병원균 vs 신체 방어군의 싸움'과 치주조직의 파괴.

a: 치태세균 침입에 대한 생체의 방어 반응으로부터 치주조직의 파괴에 이르는 과정은 '병원균 vs 신체 방어군의 싸움'에 비유할 수 있다. (1) 호중구의 탐식 능력과 유주 능력, (2) 대식세포의 탐식 능력과 항원 제시, (3) 혈관 확장과 충혈, (4) 혈관투과성 항진과 삼출, (5) 종창, (6) 사이토카인에 의한 조직파괴, (7) 항원 제시에 의한 면역 시스템의 발동, (8) 항체 생산, (9) 항체에 의한 병원균 배제로 요약할 수 있다.

b: 치태세균이 생체에 침입하면 혈관 확장, 충혈, 혈관투과성 항진으로 호중구나 대식세포가 삼출한다.

c: 항원 제시 후 대식세포가 만드는 인터루킨-1(IL-1)에 의해 B 림프구는 증식하고, T 림프구가 만드는 인터루킨-4(IL-4)에 의해 형질세포로 분화한다.

d: 림프구나 대식세포가 만드는 사이토카인에 의해 치주조직이 파괴된다.

e: 이틀뼈의 흡수에는 대식세포가 생산하는 국소인자[인터루킨(IL), 종양괴사인자(TNF), 프로스타글란딘(PG) 등]가 관여한다.

*참고문헌 4에서 일부 변경 인용.

병원균 vs 신체 방어군의 싸움

치태세균 침입에 대한 생체의 방어 반응으로부터 치주조직의 파괴에 이르는 과정은 '병원균 vs 신체 방어군의 싸움'에 비유할 수 있다(**그림 10-2**). 이는 다음과 같이 요약할 수 있다(**그림 10-2a**).

① 호중구는 탐식 능력과 유주 능력으로 병원균과 싸운다.
② 대식세포는 탐식 능력과 항원 제시로 대응한다.
③ 치은이 붉어지는 것은 혈관 확장과 충혈 때문이다.
④ 혈관투과성 항진으로 혈액 성분이 혈관 밖으로 나온다(삼출, **그림 10-2b**).
⑤ 삼출로 인해 치은이 붓는다.
⑥ 사이토카인 등에 의해 조직은 파괴된다.
⑦ 항원 제시에 의해 면역 시스템이 발동한다.
⑧ B세포·형질세포에 의해 항체가 만들어진다.
⑨ 항체가 병원균을 배제한다.

치태세균이 생체에 침입하면 혈관 확장, 충혈, 혈관투과성 항진에 의해 호중구나 대식세포가 염증조직에 나타난다. 혈관 확장과 충혈 때문에 치은이 붉어진다. 호중구는 탐식 능력과 유주 능력으로 치태세균과 싸운다. 대식세포는 탐식 능력과 항원 제시로 대응한다. 대식세포는 T 림프구에 항원을 제시하므로 면역 시스템이 발동된다(**그림 10-2a**).

항원 제시 후 대식세포가 만드는 인터루킨-1(IL-1)에 의해 B 림프구는 증식하고, T 림프구가 만드는 인터루킨-4(IL-4)에 의해 형질세포로 분화가 일어난다. 이렇게 형성된 형질세포가 항체를 생산하기 때문에 세균을 죽일 수 있다(**그림 10-2c**).

림프구나 대식세포 등이 만드는 염증성 물질(사이토카인)에 의해 치주조직이 파괴된다(**그림 10-2d**). 특히 이틀뼈의 흡수에는 대식세포가 생산하는 국소인자(인터루킨, 종양괴사인자, 프로스타글란딘 등)가 관여한다[3](**그림 10-2e**).

참고문헌

1. Okada H, Murakami S. Cytokine expression in periodontal health and disease. Crit Rev Oral Biol Med 1998 ; 9 : 248 - 266.
2. 下野正基. 歯周疾患の発症と進行の病理学的機構. In：鴨井久一，山田了，伊藤公一・編. 標準歯周病学 第4版. 東京：医学書院, 2005：22 - 37.
3. 下野正基. 新編治癒の病理. 東京：医歯薬出版, 2011：94.
4. 下野正基. やさしい治癒のしくみとはたらき. 東京：医歯薬出版, 2013：63.

치주학 11

치주질환의 지표와 출혈

질문 BOP(치주낭 측정 시의 출혈)가 치주질환의 병태를 나타내는 중요한 지표라고 하는데 그 의의는 무엇입니까?

대답 **치주낭 측정기(probe)가 치주낭 내 미세궤양을 긁기 때문에 출혈합니다. 미세궤양은 염증이 활동기일 때 형성됩니다.**

【자세한 설명과 근거(evidence)】

BOP(bleeding on probing), 즉 치주낭 측정 시의 출혈은 치주낭을 형성하는 치주낭상피가 찢어지고 미세궤양이 많이 생겨 있는 것을 의미한다. 치주낭 측정기가 미세궤양을 긁으면 출혈하므로 치주낭 내 염증이 활동기에 있는 것을 나타내는 지표로 알려져 있다[1](**그림 11-1**).

치주낭을 측정할 때 출혈이 생기는 이유는, 먼저 염증의 진행에 따라 치주낭을 형성하는 치주낭상피가 파괴되어 이른바 미세궤양이 다수 형성된다. 궤양이 있다는 것은 혈관결합조직이 노출되어 있다는 것을 의미하므로 치주낭 측정기로 문지르면 쉽게 출혈하게 되는 것이다. 넘어져 찰과상 입은 손바닥의 상처를 금속으로 긁으면 출혈하는 것과 같은 것이다. 원인이 염증이든 외상이든 출혈한다는 것은 '상피가 찢어졌다'는 것을 나타낸다.

참고문헌

1. 下野正基. やさしい治癒のしくみとはたらき. 東京：医歯薬出版, 2013：86.

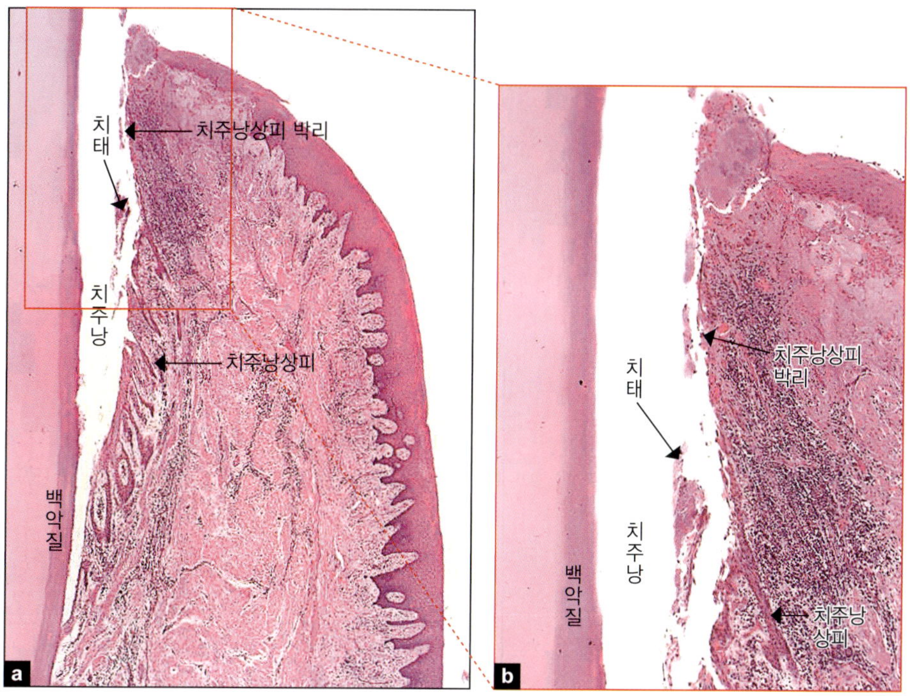

그림 11-1. 치주낭과 치주낭상피의 박리(미세궤양 형성)를 나타내는 현미경사진. 치주낭 안에는 치태가 존재한다. 치주낭을 lining 하는 치주낭상피가 박리해 궤양이 형성되어 있다. 이러한 치주낭에 치주낭 측정기를 넣으면 궤양 부위를 긁으므로 출혈을 일으킨다. 궤양이 있다는 것은 혈관이 드러나 있는 것을 의미한다.

치주학 12

치주낭 ①

질문 치주낭 안에서는 무슨 일이 일어납니까?

대답 **특히 중요한 변화는 치주낭상피의 미세궤양 형성과 상피하 결합조직에서 일어나는 림프구·형질세포의 침윤입니다. 미세궤양 형성은 BOP(치주낭 측정 시의 출혈)와 관계가 있고, 나아가 치주질환이 심장질환이나 당뇨병과 관련이 있다는 것을 나타내는 근거입니다. 그리고 림프구·형질세포의 침윤은 대량의 치태가 반복해서 치주조직을 공격하고 있는 것을 의미합니다.**

【자세한 설명과 근거(evidence)】

치주염 초기의 치주낭 안에서는 다음과 같은 변화가 일어난다[1](**그림 12-1**).

① 치태(미생물막)의 형성
② 상피의 하방 성장(downgrowth)과 치주낭 형성
③ 치주낭상피의 궤양 형성
④ 삼출액(염증성 삼출액, 치은구 삼출액)의 증가
⑤ 치은 고유층의 염증(발적·종창·염증세포 삼출)
⑥ 샤피섬유의 단열
⑦ 백악질의 변성·괴사
⑧ 이틀뼈의 흡수
⑨ 육아조직의 형성

염증이 사라지면 **치주낭상피의 미세궤양은 수복되어 치주낭 측정으로 출혈하는 일은 없다.** 그러므로 치주낭의 상태를 파악하기 위한 하나의 도구로서 '출혈', 즉 BOP가 임상에서 사용되는 것이다.

또한 **치주낭상피에 미세궤양이 있다는 것은 혈관이 노출되어 있다는 것을 의미하기 때문에 치주낭 안의 치태세균(및 내독소)이 자유롭게 혈관 안으로 침입할 수 있게** 된다. 그러므로 치주낭상피의 궤양 형성은 치주질환이 심장질환, 당뇨병 등의 전신질환과 밀접하게 관여한다는 이른바 periodontal medicine의 근거이다.

다른 견해를 보면, 깊이 5mm의 치주낭이 구강내 상·

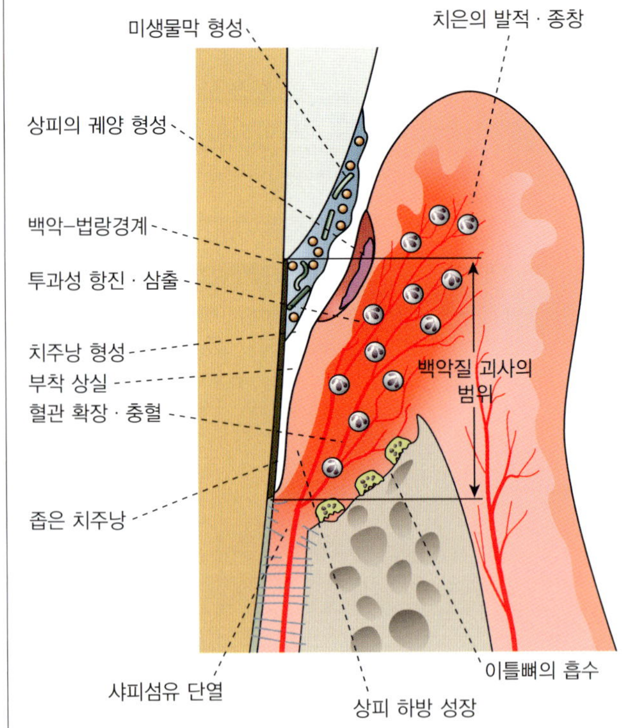

그림 12-1. 치주낭 안의 변화. 치주염 초기의 치주낭 안에서는 (1) 미생물막의 형성, (2) 상피의 하방 성장과 치주낭 형성, (3) 치주낭상피의 궤양 형성, (4) 삼출액(염증성 삼출액, 치은구 삼출액)의 증가, (5) 치은 고유층의 염증, (6) 샤피섬유의 단열, (7) 백악질의 변성·괴사, (8) 이틀뼈의 흡수, (9) 육아조직의 형성 등의 변화가 보인다.

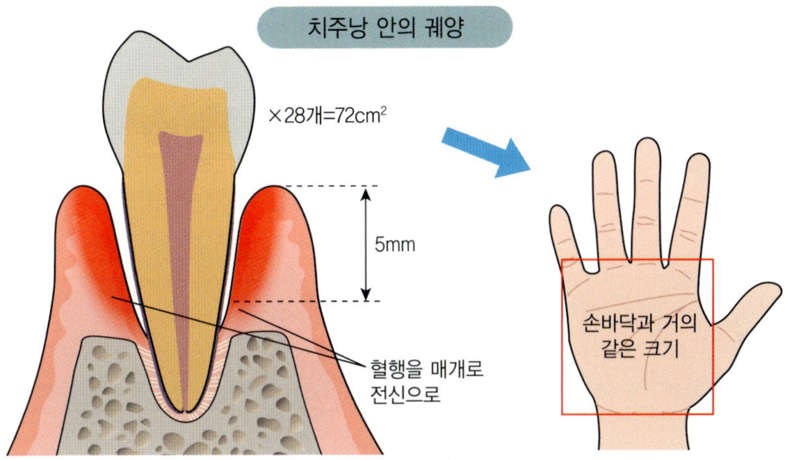

그림 12-2. 손바닥 크기 궤양. 깊이 5mm의 치주낭이 상·하악 합쳐서 28개의 치아에 있다고 가정하면 그 표면적은 72cm²가 된다. 그것은 거의 손바닥 크기에 해당한다고 한다. 거기에 궤양이 형성되면 대량의 치주병원성 세균이 쉽게 혈액 안으로 들어갈 수 있다.

하 28개의 치아에 있으면 그 표면적은 72cm²로 손바닥과 거의 같은 크기가 된다. 이러한 치주낭 안에서 미세궤양이 형성되고 혈관을 포함한 결합조직이 노출되어 있으면 치주병원균은 쉽게 혈관 안으로 침입할 수 있다고 생각된다[2,3] (**그림 12-2**).

또한 미세궤양에서 출혈할 때 나오는 철분이 치주병원세균(*P.g.*균)의 영양원이라는 것은 잘 알려진 사실이다.

참고문헌

1. 下野正基. やさしい治癒のしくみとはたらき. 東京：医歯薬出版, 2013：75.
2. Page RC, Offenbacher S, Schroeder HE, Seymour GJ, Kornman KS. Advances in the pathogenesis of periodontitis: summary of developments, clinical implications and future directions. Periodontology 2000 1997；14：216 - 248.
3. 下野正基. 新編治癒の病理. 東京：医歯薬出版, 2011：110 - 111.
4. 天野敦雄・監修. ビジュアル歯周病を科学する. 東京：クインテッセンス出版, 2012.

치주학 13

치주낭 ②

질문 치주낭은 어떻게 형성됩니까?

대답 **부착상피세포끼리의 결합인 접착반(desmosome)이 깨져서 생긴 공간이 커져 치주낭이 됩니다. 부착상피세포가 치면에서 벗겨져 생기는 것이 아닙니다.**

【자세한 설명과 근거(evidence)】

실험적으로 치주염을 일으키고 치주낭을 광학현미경으로 관찰하면 치아 표면에는 상피가 남아 있는 것을 잘 알 수 있다(**그림 13-1**).

확대한 사진으로 봐도 치아의 백악질 표면에는 상피가 남아 있고 부착상피세포 사이의 공간은 확대된 것을 분명히 알 수 있다. 확대된 세포 사이 공간에는 호중구가 다수 보이므로 치주낭 형성 초기의 조직상으로서 확인할 수 있다[1,2](**그림 13-2**).

접착반의 어느 곳이 망가지는지를 조사해 보면 세포와 세포를 결합하는 부분, 즉 데스모글레인(desmoglein)과 데스모콜린(desmocollin)이라 불리는 분자가 해리하는 것

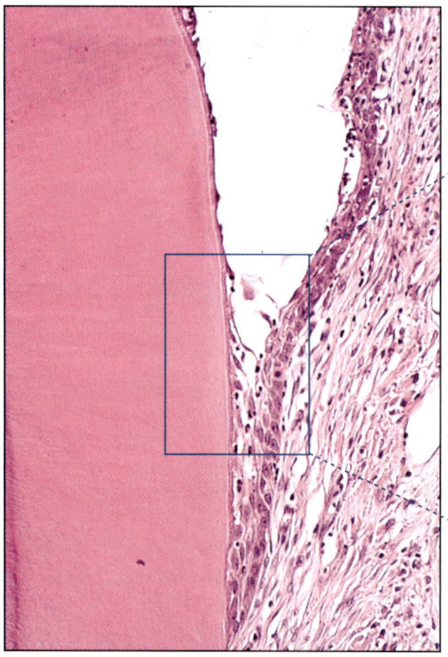

그림 13-1. 치주낭의 형성(광학현미경사진). 실험적 치주염에서 치주낭 형성 초기의 특징은 상피세포가 치근 표면에 남아 있는 것이다. 부착상피세포의 결합, 즉 접착반의 결합이 파괴되기 때문에 세포 사이에 단열이 발생하는 것이 치주낭 형성의 시작이다. "부착상피가 백악질 표면에서 박리해 치주낭이 형성되는 것이 아니다."라는 것을 알 수 있다.

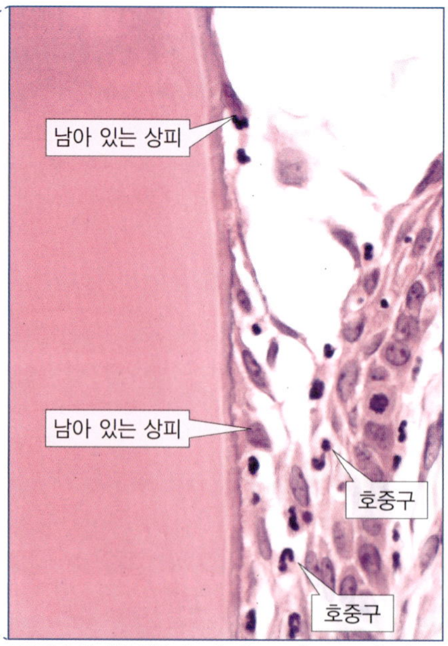

그림 13-2. 치주낭의 형성(확대 사진). **그림 13-1**의 네모 테두리로 둘러싼 부분을 확대한 상. 백악질 표면에 부착상피가 남아 있는 것을 알 수 있다(남아 있는 상피). 상피세포 사이에는 호중구가 관찰된다. 접착반의 수가 적고 세포 사이 공간이 확대된 부착상피는 치주낭이 형성되기 쉬운 구조라고 할 수 있다.

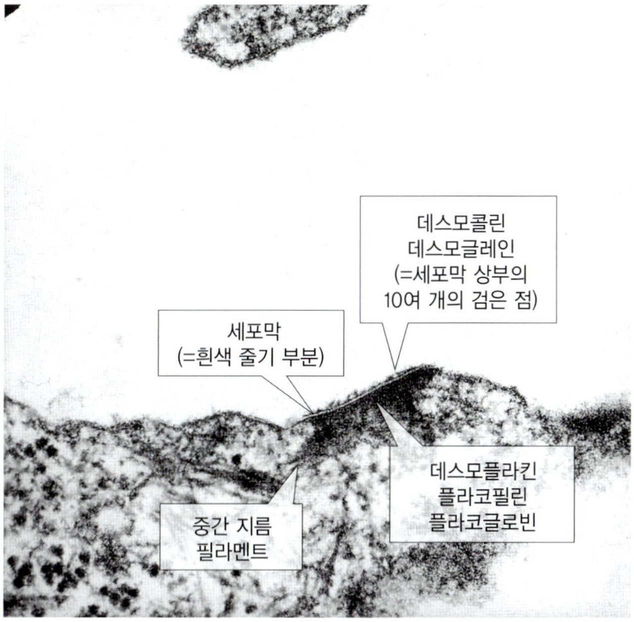

그림 13-3. 접착반 해리의 전자현미경사진. 접착반은 데스모콜린, 데스모글레인 부위에서 해리하는 것을 알 수 있다. 접착반 세포 사이의 결합 부위가 망가질 때는 동시에 세포 내부의 접착 분자에도 손상이 발생한다고 생각된다. *참고문헌 2에서 인용.

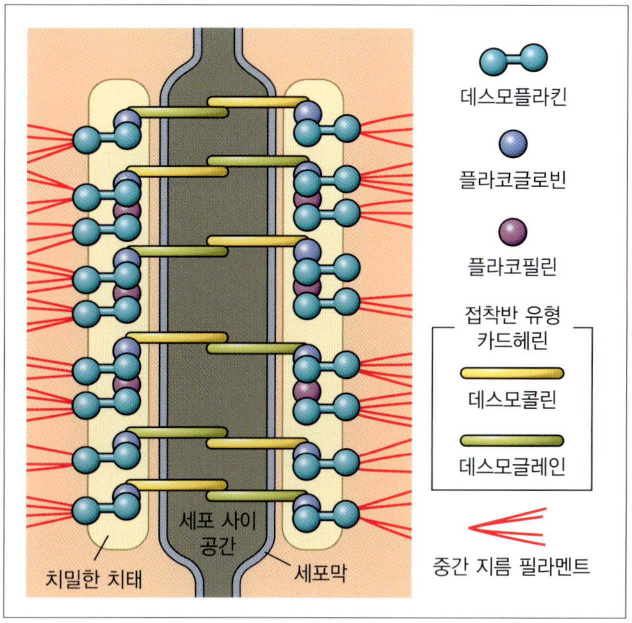

그림 13-4. 접착반의 분자 구조. 부착 치태(고밀도 원판) 부분은 데스모플라킨, 중간 지름 필라멘트 관련 단백, 플라코글로빈으로 구성되어 있다. 세포 사이의 결합 부위는 데스모콜린과 데스모글레인으로 되어 있다. 세포 사이의 결합 부위가 망가질 때는 세포간교(intercellular bridge) 부위에서 망가지지만, 동시에 세포 내부의 접착 분자에도 손상이 발생한다고 생각된다.

을 알 수 있다[2](**그림 13-3**).

접착반을 구성하는 분자의 모식도는 **그림 13-4**와 같다[2].

접착반(Desmosome)

접착반은 상피세포끼리 서로 결합하는 세포 사이 결합장치로 지름 약 0.5㎛의 구조물이다. 구성 분자는 데스모콜린, 데스모글레인, 데스모플라킨(desmoplakin) 등이다.

접착반은 세포 내 골격계(중간 지름 필라멘트)와 결합하고 있다. 중간 지름 필라멘트는 데스모플라킨 및 플라코글로빈(plakoglobin)과 결합하고 있다. 이들은 원판(치밀한 치태)을 형성한다.

카드헤린족(cadherin family)의 막 관통형 단백 링커(데스모글레인과 데스모콜린)가 세포 사이의 가교 결합을 구성하고 있다[3](**그림 13-4**).

정리하면, 치주낭은 치은상피세포 사이 접착반의 해리로 인해 발생하는 것이지 치은상피세포가 치면에서 벗겨지는 것은 아니라고 할 수 있다.

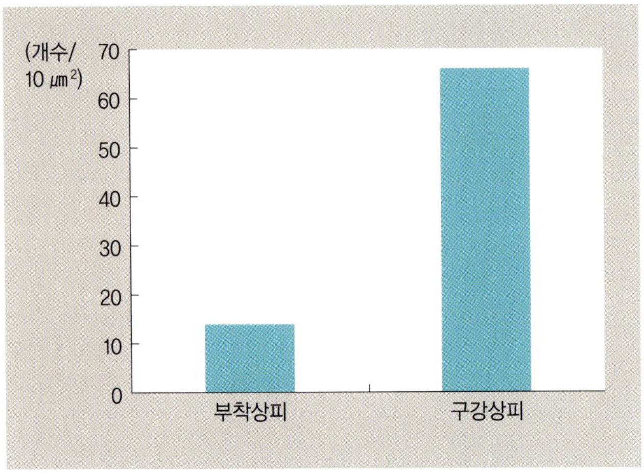

그림 13-5. 단위면적당 접착반의 수. 단위면적(10㎛²)당 접착반의 수가 구강상피에서는 66개인 데 비해 부착상피에서는 약 1/5인 14개밖에 없다. 접착반이 적다는 것은 세포 사이의 기계적 결합이 약한 것을 의미하고, 부착상피에서는 세포 사이 공간이 넓다는 점, 즉 치은구 삼출액이 통과할 수 있다는 점이 치주낭 형성과 깊은 관계가 있다. *참고문헌 4에서 변경 인용.

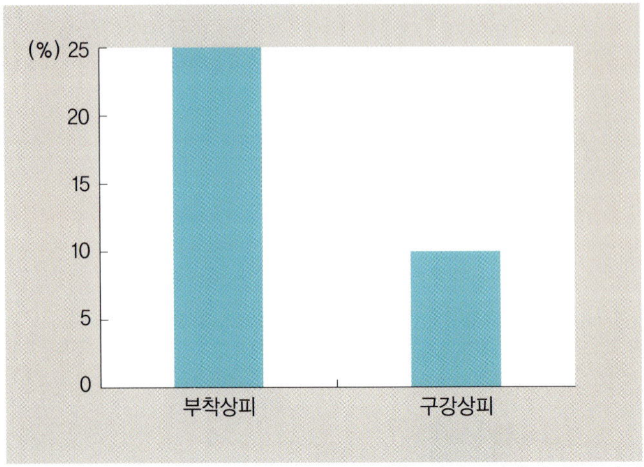

그림 13-6. 세포 사이 공간이 차지하는 비율. 상피조직에서 세포 사이 공간이 차지하는 비율은 구강상피에서는 약 10%인 데 비해 부착상피에서는 약 2.5배인 약 25%이다. 이는 부착상피에서 단위면적당 접착반의 수가 적은 점에 기인하고 있다. 요컨대 부착상피는 구강상피와 비교하면 세포 사이 공간이 2.5배나 넓게 열려 있다는 의미이다. *참고문헌 4에서 변경 인용.

여담이지만 치면에 남은 부착상피세포는 어떻게 될까? 시간의 경과에 따라 타액이나 삼출액에 포함된 단백분해효소 등에 의해 망가지고 소실된다고 생각한다.

그리고 왜 부착상피의 접착반이 깨지기 쉬울까? 그 이유는 "부착상피의 경우 단위면적당 접착반의 수가 구강상피의 1/5밖에 없고, 이 때문에 부착상피에서는 구강상피의 세포 사이 공간이 2.5배나 확대되어 있다."라는 부착상피 본래의 특징에 따른 것이다[4](**그림 13-5, 13-6**).

참고문헌

1. 安彦善裕. ラットにおける実験的歯周炎に関する病理組織学的研究：特にポケット上皮と長い付着上皮の微細構造, 透過性, 免疫組織化学および形態計測について. 歯科学報 1989；89：1819 - 1847.
2. 下野正基. 新編治癒の病理. 東京：医歯薬出版, 2011：49, 96 - 97.
3. Green KJ, Jones JCR. Desmosomes and hemidesmosomes: Structure and function of molecular components. FASEB J 1996；10：871 - 881.
4. Hashimoto S, Yamamura T, Shimono M. Morphometric analysis of the intercellular space and desmosomes of rat junctional epithelium. J Periodontal Res 1986；21：510 - 520.

치주학 14

치주낭 측정

질문 치주낭 측정을 하다 상피부착이 찢기면 어떻게 됩니까?

대답 **치주낭 측정으로 건강한 부착상피가 치면에서 벗겨지는 일은 없습니다. 치주낭 측정기가 치은연하에 깊이 들어가는 것은 부착상피세포 사이에 균열(공간)이 있기 때문입니다. 상피세포 사이의 균열(공간)은 치주낭의 초기 모습입니다.**

【자세한 설명과 근거(evidence)】

치주낭 측정으로 건강한 부착상피를 찢을 수는 없다. 찢었다고 느끼면 그것은 이미 염증으로 치은조직이 망가진 부분에 치주낭 측정기가 들어갔다고 생각해야 한다.

Weinreb(1960)는 Waerhaug(1952) 실험의 추가실험으로서, 가는 치주낭 측정기를 이용해 실험한 결과 (1) 법랑질 표면과 상피 사이의 접착력은 부착상피세포와 부착상피세포 사이의 접착력보다 강하다, (2) 부착상피를 찢는 일 없이 치은을 치면에서 박리할 수는 없다, (3) 가는 치주낭 측정기를 치은연하에 넣으면 상피가 치면에서 벗겨지는 것이 아니라 부착상피세포의 상피 내 균열이 일어난다는 것을 증명했다[1-3].

치주낭은 부착상피세포끼리의 접착반이 깨져서 생긴 공간이 점차 커져 형성된다(치주학 13 참조). 구체적으로는 접착반을 구성하는 분자인 데스모글레인과 데스모콜린이 해리한다(치주학 13 참조).

치주낭 측정에서 상피의 접착반을 망가뜨리면 어떻게 될까?

기계적인 힘으로 인해 데스모글레인과 데스모콜린이 한 번 해리하면 상피성 재부착은 일어나지 않는다. 이유는 손상이 세포 내부까지 미치기 때문이다[3].

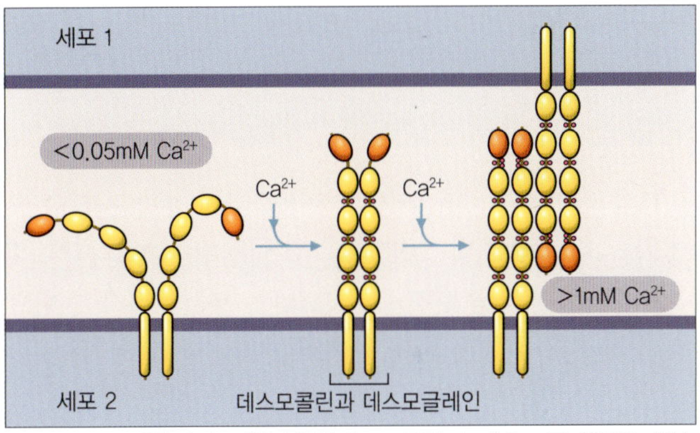

그림 14-1. 접착반의 결합 부위(데스모콜린과 데스모글레인)와 **칼슘 농도.** 접착반 결합 부위의 데스모콜린과 데스모글레인은 세포 밖의 Ca^{2+} 농도가 늘어나는 만큼 결합이 강해지고 Ca^{2+}를 제거하면 구조가 약해져 단백분해효소에 의해 분해된다. *참고문헌 4에서 일부 변경 인용.

손상을 입은 부착상피세포는 5~7일 후에는 재생된다. 재생된 부착상피세포의 표면에는 데스모글레인과 데스모콜린이 나타난다. 세포 사이의 칼슘 농도가 낮으면 분자는 기능하지 않는데, 농도가 1mM 이상이 되면 기능적으로 배열해 세포와 세포는 접착반에 의해 기계적으로 결합한다고 생각된다[4](**그림 14-1**).

참고문헌

1. Weinreb MM. The epithelial attachment. J Periodontol 1960 ; 31 : 186 - 196.
2. Waerhaug J. The gingival pocket. Odont Tidskr 1952 ; 60[Suppl 1] : 1 - 186.
3. 下野正基, 山村武夫, 雨宮璋, 二階宏昌・訳. シュレーダー歯周組織. 東京 : 医歯薬出版, 1989, : 248, 315.
4. 中村桂子, 松原謙一・監訳. 細胞の分子生物学, 第4版. 東京 : Newton Press, 2004 : 1083.

치주학 15

염증과 힘

질문

염증과 힘 중 치주질환의 진행에 많이 관여하고 있는 것은 무엇입니까?

대답

"치주염의 진행에는 힘보다 염증이 강하게 관여한다."라는 것이 국제적으로 일치된 견해입니다.

【자세한 설명과 근거(evidence)】

공동 파괴 작용

'염증인가 힘인가'에 대한 문제가 논의된 것은 50년도 더 되었다. 그 대표적인 것이 1965년 Glickman에 의해 제창된 '공동 파괴 작용'이다. 이것은 치은연하 치태가 부착된 치아에 외상성의 힘이 가해지면 치은 염증과 힘은 공동으로 치주조직을 파괴한다는 가설이었는데, **지금은 받아들여지지 않는다.** 그러나 외상성의 힘은 치주질환을 악화시키는 인자 중 하나라는 의견 합의는 이루어졌다[1](**그림 15-1**).

1980년대의 연구

1980년대에 교합성 외상과 염증의 관련에 관한 많은 연구가 보고되었다. 그 연구결과를 요약하면 "건강한 치주조직에 힘(교합력, 교정력, 외상)을 주면 힘에 대응한 변화가 치주조직에 일어나지만 염증은 일어나지 않는다(치주조직의 파괴는 일어나지 않음). 치주염에 이환한 치아의 치주조직에 힘(교합력, 교정력, 외상)을 가하면 치주조직의 파괴가 일어난다. 압하 이동, 정출 이동에서는 건강한 치주조직의 개조와 변화가 일어나지만 조직파괴는 일어나지 않는다."라는 것이다[2~6].

준무균 사육 동물을 사용한 실험

염증과 힘(치주염과 교합력) 중 어느 쪽의 인자가 치주조직파괴에 관여하고 있는지를 밝히기 위해서 필자들은 (1) 보통 사육(감염 있음) 실험쥐(rat)와 (2) 준무균 사육(감염 없음) 실험쥐의 상악 구치에 고무 밴드를 넣어(=외상성의 힘을 가함), 고무 밴드 삽입부의 시간 변화에 따른 조직 변화를 관찰했다. '준무균 사육'이란 치주병원균 등 병

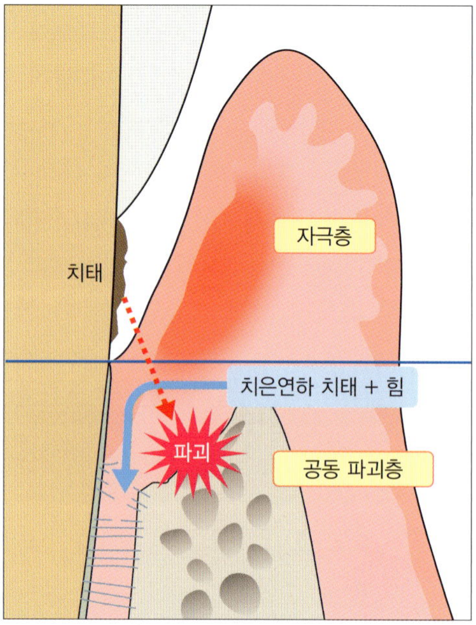

그림 15-1. Glickman의 공동 파괴 작용을 보이는 모식도. Glickman의 공동 파괴 작용은 "치은연하 치태가 부착한 치아에 외상성의 힘이 가해지면 치은의 염증과 힘은 공동으로 치주조직을 파괴한다."라는 가설이다.

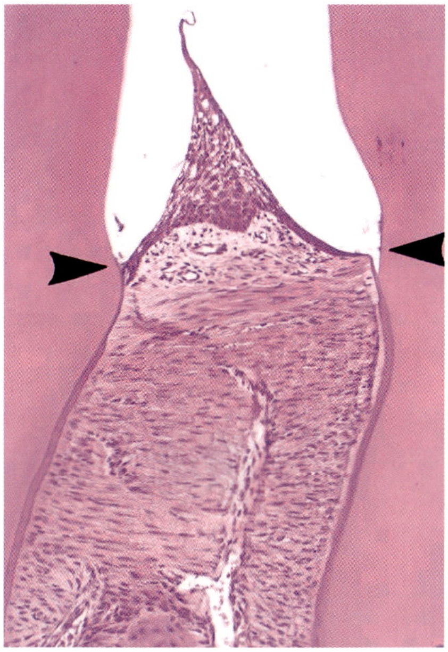

그림 15-2. 보통 사육 실험쥐의 치경부 치주조직, 무처치 대조군(HE 염색). 치간유두 부위의 치은 결합조직, 치근막 및 뼈조직의 구조는 뚜렷하다. 부착상피의 끝은 백악-법랑경계와 접착하고 있다(화살촉).

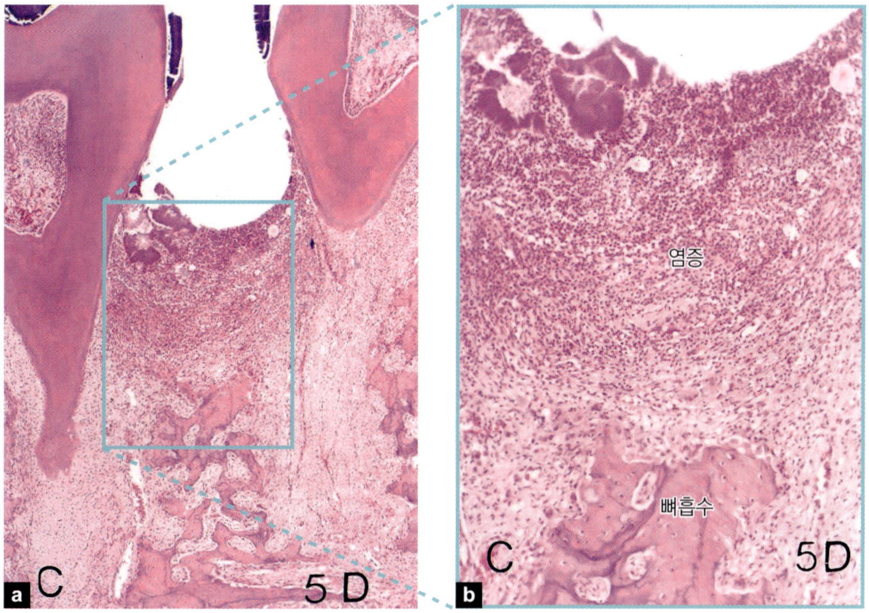

그림 15-3. 보통 사육 실험쥐에 고무 밴드를 넣은 후 5일째.
a: 치간유두 부위의 치은 결합조직 부분에는 매우 분명한 염증이 있고 조직 일부는 소실되어 있다. 뼈는 흡수되었고 부착상피도 보이지 않는다.
b: 염증성 세포침윤과 파골세포에 의한 뼈흡수가 관찰된다(**그림 15-3a** 파란색 테두리의 확대상).

원성 세균이 존재하지 않는 사육 환경으로, SPF(specific pathogen free)라 불린다. '무균 사육'은 germ free라 불려 전혀 세균이 존재하지 않는 환경이다.

병리조직학적으로 검색하면 보통 사육 실험쥐에서는 고무 밴드를 넣음으로써 두드러진 염증이 일어났고 이틀뼈는 흡수되었다. 뼈흡수로 인해 치아의 변위도 발생하고 있었다(**그림 15-2~4**).

한편 준무균 사육 실험쥐에서는 염증이 그리 대수롭지

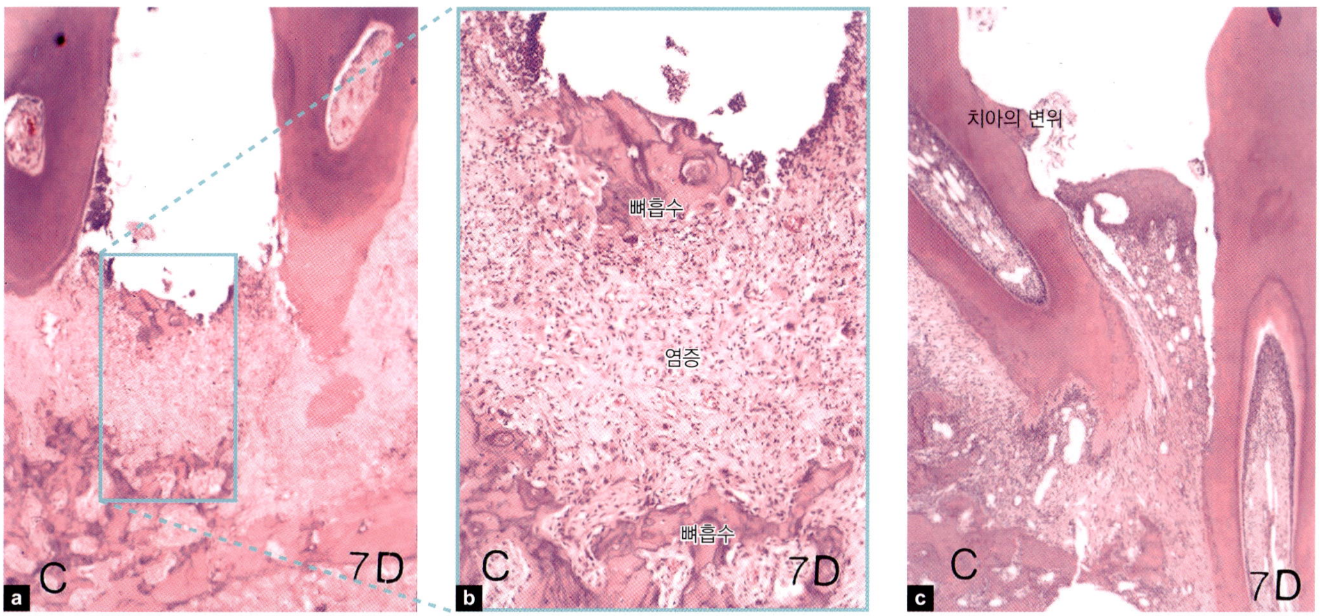

그림 15-4. 보통 사육 실험쥐에 고무 밴드를 넣고 7일째.
a: 염증은 더더욱 확대되고 뼈흡수도 진행되고 있다.
b: **그림 15-4a** 파란색 테두리의 확대상. 뼈흡수를 동반하는 염증성 세포침윤이 두드러진다.
c: 다른 증례에서는 뼈흡수 후에 치아의 변위가 일어났다. *참고문헌 7에서 인용.

않았다. 치은 연조직은 소실되었지만 뼈흡수는 일어나지 않았다. 연조직 소실은 고무 밴드의 기계적 자극에 의한 것으로 생각되었다(**그림 15-5, 15-6**).

보통 사육 실험쥐와 준무균 사육 실험쥐에서 고무 밴드를 넣음으로써 일어난 치주조직의 변화를 비교하면, 준무균 사육 실험쥐에서는 외상이 되는 힘이 가해졌음에도 불구하고 뼈흡수 등 치주조직의 파괴가 일어나지 않았다. 이 사실로부터 **치주질환의 진행에는 힘이 아니라 감염이 깊이 관여하고 있다**고 생각되었다[7](**그림 15-7**).

치주조직에서 힘과 감염의 관계 - Epigenetics 해석

지금까지 *in vitro*에서 시행한 치주병원균 감염의 장기 실험 모델이 없었기 때문에 감염 및 염증이 치주조직에 어떤 영향을 주는지에 대한 자세한 것은 밝혀지지 않았다. 그러나 아주 최근에 Abiko 등은 배양된 사람 치주인대섬유아세포에 대한 LPS(내독소) 감염의 *in vitro* 실험 시스템을 개발하여, LPS로 세포를 장기간 자극한 후 세포간 기질에 대한 감염의 영향을 DNA의 메틸화 과잉(hyper-methylation)을 사용해 평가하는 epigenetics 해석을 시행했다. 그 결과 LPS 장기 자극으로 치근막세포외기질[파이브로넥틴(fibronectin), 콜라겐, 라미닌(laminin), 기질금속단백질 분해효소(matrix metalloprotease) 등]의 유

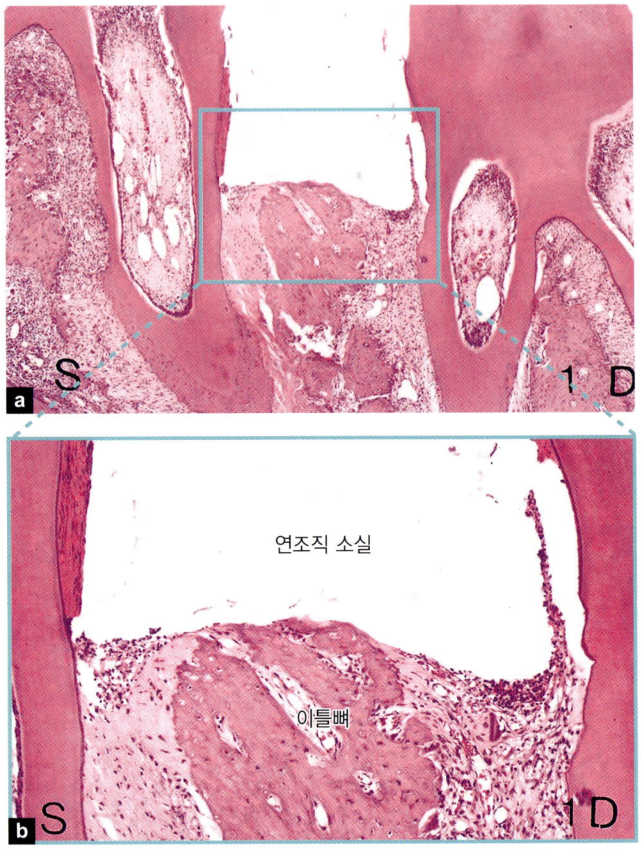

그림 15-5. 준무균 사육 실험쥐의 치경부 치주조직(고무 밴드를 넣고 1일째)(HE 염색).
a: 준무균 사육 실험쥐에서는 이틀뼈 정상보다 치관측의 연조직은 소실되었지만(고무 밴드의 자극에 의한 것으로 생각함) 염증은 물론 뼈흡수도 보이지 않는다.
b: **그림 15-5a** 파란색 테두리의 확대상. 아주 대수롭지 않은 염증성 세포침윤이 보이지만 뼈는 흡수되지 않았다.
*참고문헌 7에서 인용.

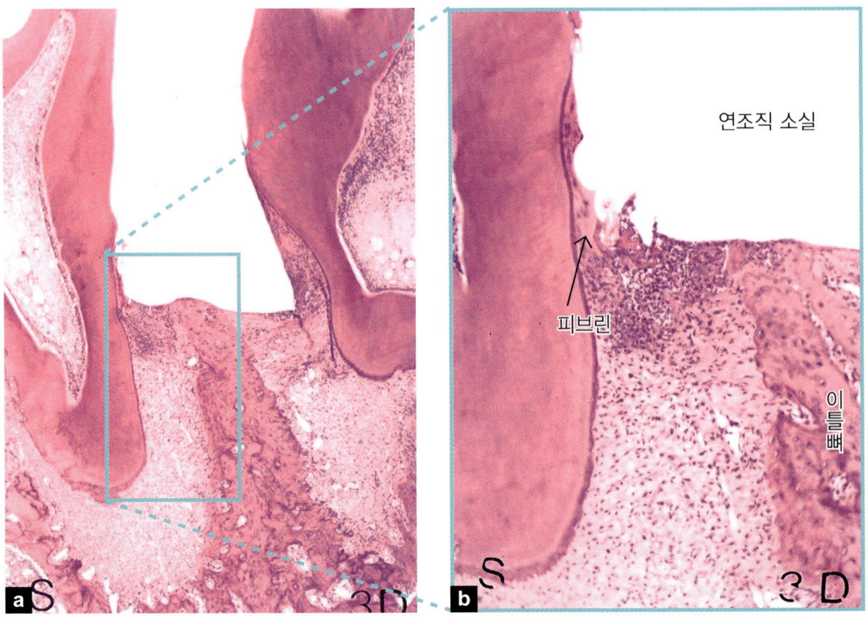

그림 15-6. 준무균 사육 실험쥐의 치경부 치주조직(고무 밴드를 넣고 3일째)(HE 염색).
a: 고무 밴드의 자극으로 치관측의 연조직이 소실되었다. 치근막의 표층에 경도의 염증성 세포침윤이 보인다. 이틀뼈의 흡수는 없다.
b: **그림 15-6a** 파란색 테두리의 확대상. 연조직 일부는 소실되었다. 치근막의 표층에 경도의 염증성 세포침윤이 보이지만 이틀뼈의 흡수는 없다. 7일 후까지 관찰해도 염증은 진행되지 않았다.
*참고문헌 7에서 인용.

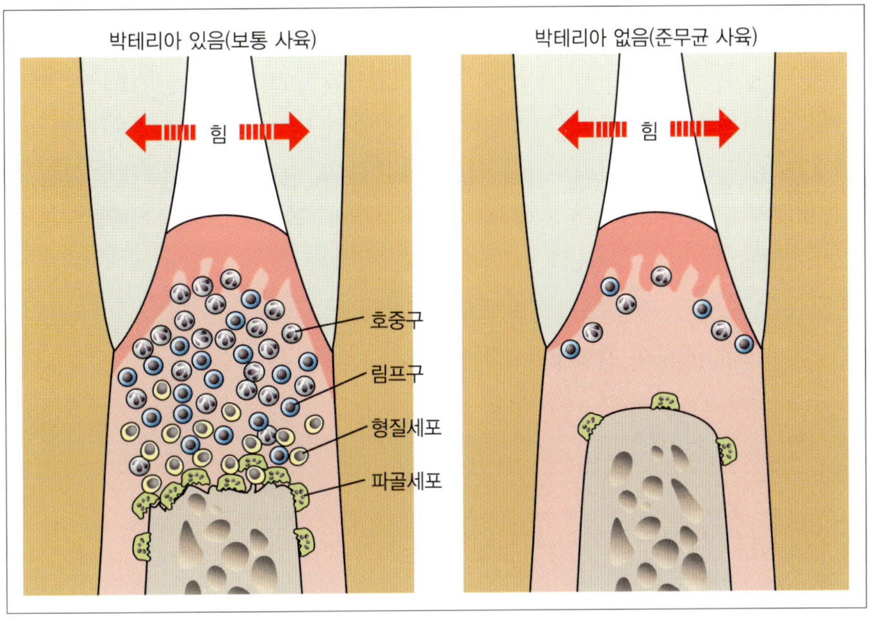

그림 15-7. 보통 사육 실험쥐와 준무균 사육 실험쥐에 고무 밴드를 넣음으로써 일어난 치주조직의 변화를 비교한 모식도. 치주질환의 진행에는 힘이 아니라 감염이 깊이 관여하고 있다고 생각된다. *참고문헌 7에서 인용.

전자 레벨에서 기능이 저하되고 있는 것이 밝혀졌다.

이 **결과는 LPS의 만성 감염으로 치근막세포 안에서 DNA의 메틸화 과잉이라는** epigenetics **변화(유전자 발현의 변화)가 일어나고 세포외기질(콜라겐 등)의 기능이 저하해 기계적 힘에 견딜 수 없게 되어(힘에 약해져), 그 결과 교합력에 의한 뼈흡수가 일어나는 것이 아니겠냐는** 점을 시사하고 있다[8](**그림 15-8**).

알기 쉽게 말하면 **"치주질환의 진행에는 힘보다 염증이 깊이 관여하고 있다."**는 것이 epigenetics 해석에 의해서도 강하게 시사되었다. 일반적으로 감염보다 힘의 영향을 중요시하는 생각도 널리 퍼져 있지만, 지금까지 감염에 의한 영향이 불분명했기 때문에 임상적으로는 힘의 영향을 지나치게 높이 평가해 온 것이 아니겠냐고 추측해 본다.

용어의 설명

Epigenetics란 DNA의 염기 배열의 변화를 동반하지 않고 유전자 발현이 변화하는 현상이다. DNA의 메틸화 수

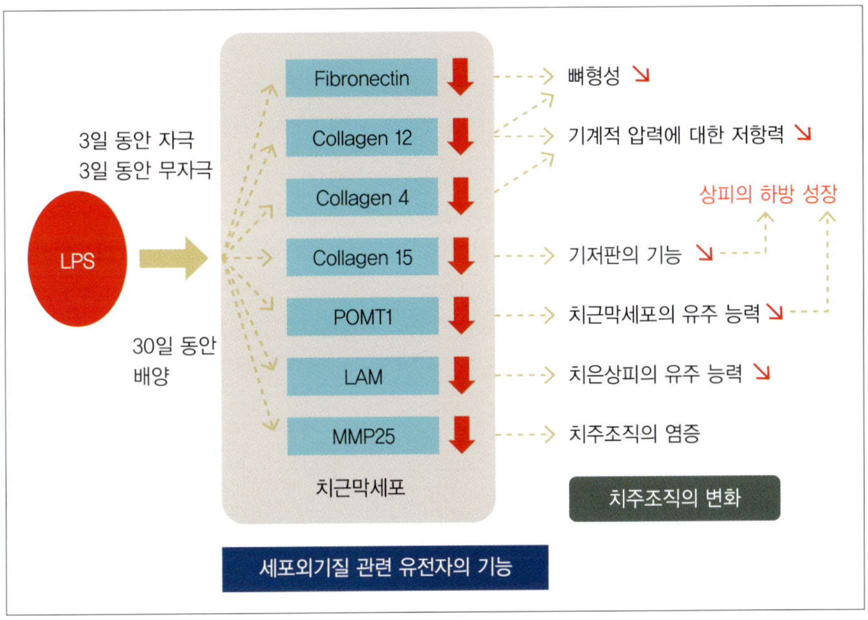

그림 15-8. 치주병원균에 의한 장기 감염이 치근막에 미치는 영향을 보이는 모식도. LPS(내독소)를 오랜 기간에 걸쳐 치근막세포에 노출하면 파이브로넥틴, 콜라겐, 라미닌, 기질 금속단백질 분해효소 등의 유전자 레벨에서 치근막 기능이 저하하므로 뼈형성 능력이나 힘에 대한 저항력 등이 방해받는다. 치주질환은 힘이 아니라 감염 때문에 악화·진행한다는 점이 시사된다.
POMT 1: O-만노스(O-mannose) 전이 효소 단백
LAM: 라미닌
MMP: 기질 금속단백질 분해효소

식이나 히스톤의 화학 수식이 그 대표적인 예이다.

DNA **메틸화**란 DNA의 배열 중에서 사이토신(cytosine)에 메틸기(−CH_3)가 들러붙는 것이다. DNA의 프로모터(유전자가 일하는지 일하지 않는지를 제어하는 부분)가 메틸화되면 그 유전자는 일하지 않게 된다. Epigenetics에 깊이 관여하는 현상이다.

DNA의 메틸화 과잉이란 유전자 발현을 제어하는 프로모터 영역의 과잉 메틸화이다. 메틸화에 의해 유전자가 휴면하여 결과적으로는 유전자 결손과 같은 기능 상태가 되어 버린다[9,10].

참고문헌

1. Glickman I, Smulow JB. Alteration in the pathway of gingival inflammation into the underlying tissues induced by excessive occlusal forces. J Periodontol 1965 ; 33 : 7 - 13.
2. Ericsson I, Lindhe J. Effect of longstanding jiggling on experimental marginal periodontitis in the beagle dog. J Clin Periodontol 1982 ; 9 : 497 - 503.
3. Lindhe J, Ericsson I. The effect of elimination of jiggling forces on periodontally exposed teeth in the dog. J Periodontol 1982 ; 53 : 562 - 567.
4. Ericsson I. The combined effects of plaque and physical stress on periodontal tissues. J Clin Periodontol 1986 ; 13 : 918 - 922.
5. Polson AM. Interrelationship of inflammation and tooth mobility (trauma) in pathogenesis of periodontal disease. J Clin Periodontol 1980 ; 7 : 351 - 360.
6. Lindhe J, Nyman S. Occlusal therapy. In: Lindhe J, Karring T, Lang NP, eds. Clinical Periodontology and Implant Dentistry. Copenhagen: Munksgaard, 1997 : 711 - 726.
7. 下野正基, 浜田義信, 井上孝, 山村武夫, 古賀正忠. 咬合性外傷による歯周組織の変化. the Quintessence 1986 ; 5(7) : 1044 - 1055.
8. Takai R, Abiko Y, et al. DNA hypermethylation of extracellular matrix-related genes in human periodontal fibroblasts induced by stimulation for a prolonged period with lipopolysaccharide derived from P. gingivalis. J Periodontal Res 2016 ; 51 : 508 - 517.
9. Gluckman PD. Epigenetics and metabolism in 2011: epigenetics, the life-course and metabolic disease. Nat Rev Endocrinol 2011 ; 8 : 74 - 76.
10. Lod S, Johansson T, Abrahamsson KH, Larsson L. The influence of epigenetics in relation to oral health. Int J Dent Hyr 2014 ; 12 : 48 - 54.

치주학 16

뼈의 변화와 힘

질문 치근막강의 확대, 치조경선의 비후, 해면뼈의 불투과성 항진은 힘의 영향 때문입니까?

대답 **대체로 그러합니다. 치근막강의 확대는 청소년기, 그리고 치아(치근막)에 하중 부담이 있는 경우에 볼 수 있습니다. 치조경선의 비후는 지나친 교합압이 장기적으로 치근막에 가해진 결과로 생각되지만 경도 치수 병변의 반응이라는 견해도 있습니다. 해면뼈의 불투과성 항진은 피에조 전류(치주학 40 참조)의 관여가 시사되고 있습니다.**

【자세한 설명과 근거(evidence)】

치근막강의 폭

사람 치근막강의 폭은 0.15~0.38mm이다. 보통 치근 중앙부가 가장 좁으므로 의도적 재식·이식을 위해서 발치할 때에는 치근 중앙부 치근막의 손상에 주의할 필요가 있다.

치근막강의 폭은 치아의 다양한 기능 상태에 따라 변화한다. **하중 부담에서는 폭이 넓어진다. 대합치가 없는 경우나 미맹출에서는 폭이 좁아진다**[1](표 16–1).

그리고 **나이가 들어감에 따라서도 치근막의 폭은 좁아진다**[1](표 16–2).

표 16–1. 다양한 기능에 따른 사람 치근막강 폭의 변화(mm). *참고문헌 1에서 인용

기능 상태	치아 수/악궁 수	이틀뼈 정상	치근 중앙부	근첨 부근	평균
하중 부담	44/8	0.20	0.14	0.19	0.18
대합치 결손	20/12	0.14	0.11	0.15	0.13
미맹출	5/12	0.09	0.17	0.18	0.08

표 16–2. 나이에 따른 사람 치근막강 폭의 변화(mm). *참고문헌 1에서 인용

나이	치아 수/악궁 수	이틀뼈 정상	치근 중앙부	근첨 부근	평균
11~16	83/4	0.23	0.17	0.24	0.21
32~50	36/5	0.20	0.14	0.19	0.18
51~67	35/5	0.17	0.12	0.16	0.15

치조경선

임상적으로 치조경선이라 불리는 부분은 조직학적으로는 고유이틀뼈를 가리킨다. 이 뼈조직은 치근막 의존성 조직이기 때문에 치근막이 상실되면 치조경선도 없어진다. 치근막이 확실히 기능하고 있을 때는 방사선사진에서도 분명히 확인할 수 있다.

치조경선의 비후는 일반적으로는 **지나친 교합압이 장기적으로 치근막에 가해진 결과**라고 생각된다. 그 외에도 치조경선의 비후는 **경화성 골염(치밀성 골염)**이라고 진단되는 방사선불투과상의 병변으로 간주하는 일도 있다. 이것은 **약한 치수 자극이 오랜 시간 지속된 것에 의한 경도의 염증에 반응한 골경화 병변**이다[2,3].

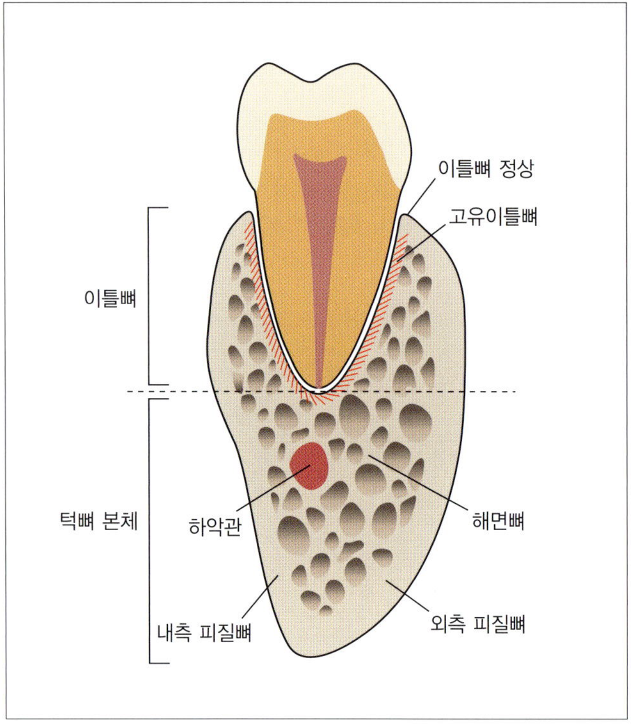

그림 16-1. 사람 아래턱뼈 횡단상의 모식도. 치근이 턱뼈 안에 식립된 부분을 이틀뼈(이틀돌기)라고 한다.

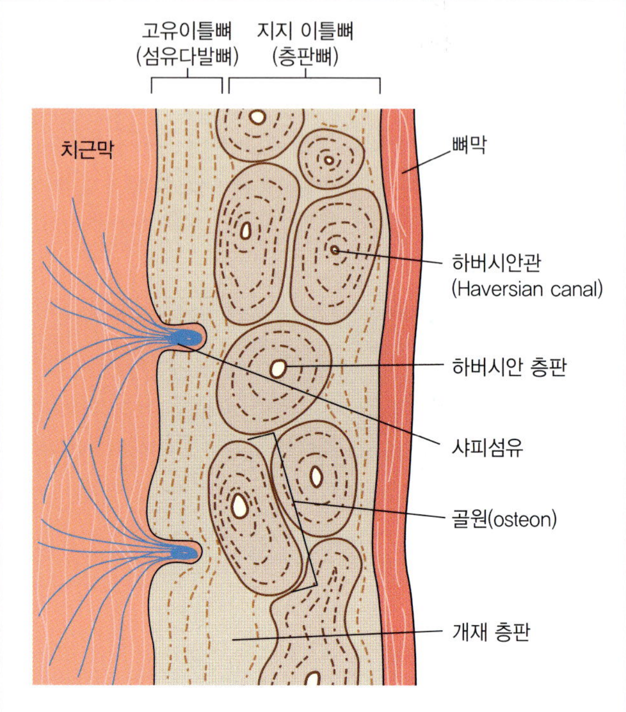

그림 16-2. 이틀뼈의 구조를 보이는 조직상. 이틀뼈는 고유이틀뼈(섬유다발뼈: 다발 모양 뼈)와 지지 이틀뼈(층판뼈)로 구성된다. 고유이틀뼈는 얇은 뼈로 치조의 벽을 형성해 샤피섬유를 식립하고 있다. 지지 이틀뼈는 골원 또는 하버시안계(Haversian system)라 불리는 동심원 상태의 구조를 나타내는 층판뼈이다.

해면뼈의 불투과성 항진

이틀뼈(이틀돌기)는 치근이 턱뼈 안에 식립되어 있는 부분을 말하고 치아 의존성 조직이므로 치아가 상실되면 이틀뼈도 퇴축해 간다. 이틀뼈는 치조의 내벽을 구성하는 '고유이틀뼈'와 그것을 둘러싸고 이틀(치조)을 지지하는 '지지 이틀뼈'로 구성된다[1](**그림 16-1**).

조직학적으로 고유이틀뼈는 섬유다발뼈이고 지지 이틀뼈는 층판뼈이다[1](**그림 16-2**).

치조 해면뼈의 불투과성 항진은 브리지의 가공치 아래 뼈형성 과다와 같이 피에조 전류(치주학 40 참조)의 관여가 시사되고 있다.

참고문헌

1. 下野正基, 山村武夫, 雨宮璋, 二階宏昌・訳. シュレーダー歯周組織. 東京：医歯薬出版, 1989：248, 315.
2. 飯島国好, 山本共夫, 今井文彰. 歯髄の診断と保存処置. In：下野正基, 飯島国好・編. 治癒の病理　臨床編　第1巻 歯内療法. 東京：医歯薬出版 1993：1-34.
3. 須田英明・監訳. バイオロジーに基づいた実践歯内療法学. 東京：クインテッセンス出版, 2007：156.

치주학 17

수직성 뼈결손과 힘

질문 수직성 뼈결손에는 힘이 관여합니까?

대답 **수직성 뼈결손은 교합압 등의 외상성 힘으로 발생하지 않습니다. Lindhe의 저서에도 "교합성 외상으로 치주조직이 파괴되는 일은 없다."라고 적혀 있습니다[1].**

【자세한 설명과 근거(evidence)】

교정력과 치주조직과의 관계에 대해서 현재는 (1) 교정적 치아이동으로 건강한 치주조직에 염증을 일으키는 일은 없다, (2) 치아의 이동으로 건강한 치아의 결합조직성 부착이 상실되는 일은 없다, (3) 치주염에 이환된 치아라도 치태가 조절되어 염증이 사라지면 결합조직성 부착이 상실되는 일은 없다, (4) 치태가 남아 있으면 부착의 상실이 일어날 수 있다는 것이 국제적으로 일치한 견해이다[1].

압하·정출의 실험적 연구에서도 힘이 뼈결손을 발생시키는 일은 없다고 보고되어 있다. 수직적인 압하의 힘을 가해도 부착상피 끝의 부착 위치는 백악–법랑경계(CEJ)에 있고, CEJ에서 치은정까지의 거리는 물론 CEJ에서 이틀뼈 정상까지의 거리도 실험 전과 거의 변함이 없었으며 치주낭도 형성되지 않았다.

또한 정출력을 가해도 치아와 접착하는 부착상피 끝의 위치는 변함이 없었다. 이 실험들에서는 교정력을 이용했지만 교합압 등이 가해진 경우도 같다고 생각된다. "수직성 뼈결손에는 힘이 관여하지 않는다."라고 할 수 있다.

자세한 사항에 관해서는 이 책의 2권 힘·치아이동 4, 5에 설명되어 있다.

참고문헌

1. Lindhe J, Nyman S, Ericsson, I. Trauma from occlusion. In: Lindhe J, Karring T, Lang NP (eds). Clinical Periodontology and Implant Dentistry. 3rd Ed, Copenhagen: Munksgaard, 1997 : 279 - 295.

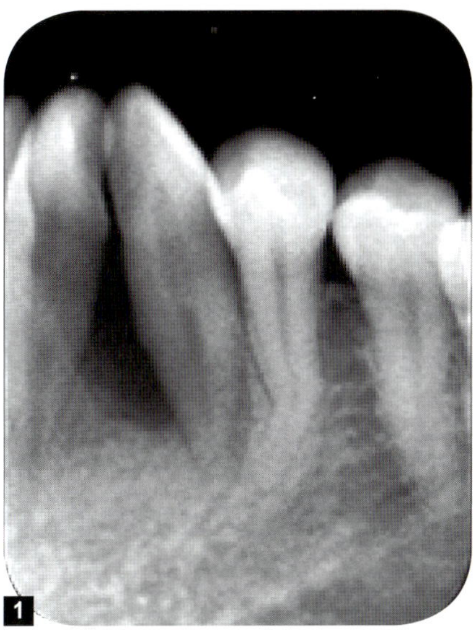

그림 17-1. 수직성 뼈결손의 구강내 표준 방사선사진. 치열 부정 때문에 #33은 대합치와 교합되지 않지만 수직성의 뼈흡수가 보인다. 이 뼈결손은 힘이 아니라 치태에 기인한다고 생각된다. *사진 제공: Makino Akira(牧野 明) 선생님(도야마현 다카오카시 개업).

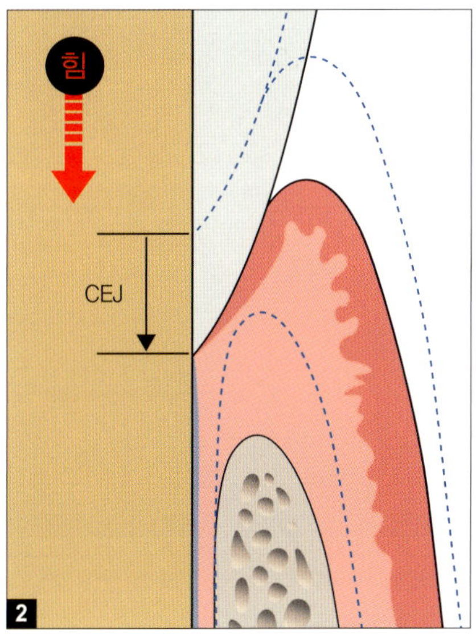

그림 17-2. 치주조직에 수직적인 힘(압하)이 가해진 경우의 모식도. 치태가 조절되고 있으면 압하의 힘이 가해져도 치아와 접착하는 부착상피 끝의 위치는 정상 상태와 변함이 없이 백악–법랑경계에 있다. 치주낭도 형성되지 않으며 뼈흡수도 일어나지 않는다.

치주학 **18**

치조상 섬유군

질문 치조상 섬유군이란 무엇이고 어떤 기능을 합니까?

대답 **치은 결합조직 안에서 일정한 방향으로 배열되어 있는 콜라겐 다발을 치조상 섬유군(supra alveolar fiber)이라고 합니다.**

【자세한 설명과 근거(evidence)】

치조상 섬유군을 구성하고 있는 것은 ① 치아-치은섬유, ② 치아-뼈막섬유, ③ 치조-치은섬유, ④ 환상·반환상 섬유, ⑤ 치은 사이 섬유, ⑥ 유두 사이 섬유, ⑦ 뼈막-치은섬유이다[1](**그림 18-1**).

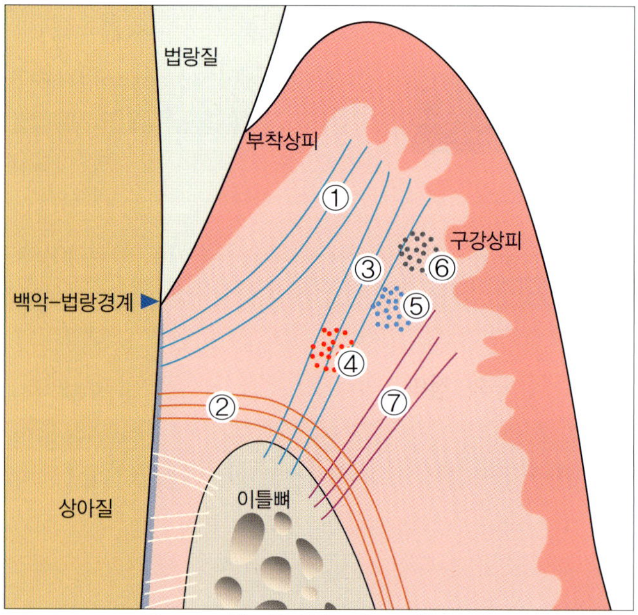

그림 18-1. 치조상 섬유군을 보이는 모식도.

치조상 섬유군의 기능

치조상 섬유군의 기능은 (1) 치은의 형태를 유지한다, (2) 치아의 위치를 치조 안에 고정한다, (3) 교정치료 후의 relapse에 관여한다, (4) creeping attachment에 관여한다 등이다.

치조상 섬유군을 구성하는 콜라겐섬유는 대사가 활발하다. 치근막의 대사에는 미치지 않지만 피부의 콜라겐보다 3배나 빠르다고 알려져 있다[1](**그림 18-2**).

참고문헌

1. Schroeder HE・著. 下野正基, 山村武夫, 雨宮璋, 二階宏昌・訳. シュレーダー歯周組織. 東京：医歯薬出版, 1989：237 - 240.

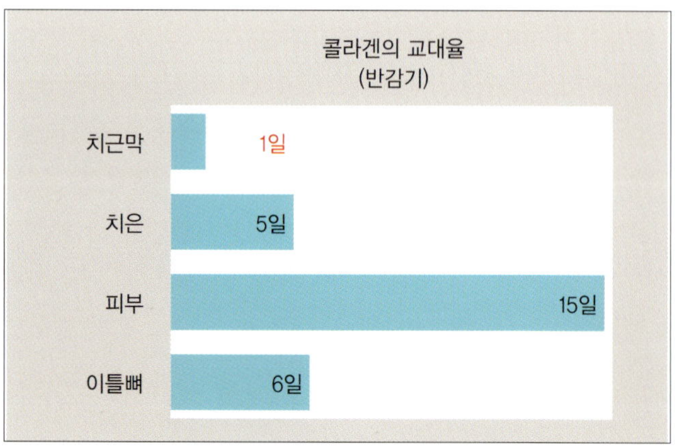

그림 18-2. 콜라겐의 교대율을 보이는 그래프. 치근막 콜라겐의 반감기가 1일이라는 것은 형성된 콜라겐이 2일째에 흡수되는 것을 의미하므로, 매우 빠른 속도로 콜라겐이 대사하고 있는 것을 알 수 있다. 대사에 걸리는 시간은 치근막보다 치은이 5배, 피부가 15배, 이틀뼈가 6배 더 길다.

치주학 19

Stippling

질문

건강한 치은에는 stippling이 있는데 염증이 생기면 소실된다고 합니다. 그러나 한편으로는 stippling이 치은의 건강을 나타내는 지표가 되지 않는다는 의견도 있습니다. Stippling의 존재와 소실은 어떻게 판단하면 좋습니까?

대답

Stippling의 유·무는 치은이 건강한지, 염증인지를 판단하는 충분한 지표가 아닙니다. 치은의 건강은 stippling만으로 판단하지 않고 치은의 색이나 형태, 치주의 상태, 교합 등의 변화를 종합해 진단해야 합니다.

【자세한 설명과 근거(evidence)】

Stippling이란 부착치은 표층에서 볼 수 있는 오렌지 껍질을 닮은 작은 요철이다. Stippling은 부착치은 부위(유리치은구와 점막-치은경계 사이에 있는 부분)에서 볼 수 있다[1].

일반적으로 건강한 치은에서는 stippling이 있고, 염증이 있을 때는 소실한다고 한다. 그러나 5~13세에서는 남·녀 모두 약 65%에서 stippling을 볼 수 없고, 성인에서도 약 60%는 보이지 않는다는 보고도 있다[1]. 또한 염증이 있는 치은에서도 stippling을 볼 수 있는 경우가 있다는 사실 등으로부터 stippling은 치은의 건강을 나타내는 지표가 되지 않는다고 주장하는 사람도 있다[2].

이상의 사실로부터 stippling의 유·무가 치은의 건강을 나타내는 충분한 지표라고는 말할 수 없는 것 같다.

Stippling을 조직학적으로 보면 융기(볼록한 부위)는 결합조직 유두에 파고들어 간 콜라겐섬유다발에 대응하고 있다. 움푹한 곳(오목한 부분)은 상피돌기의 중앙과 일치하고 있다[3](**그림 19-1**)

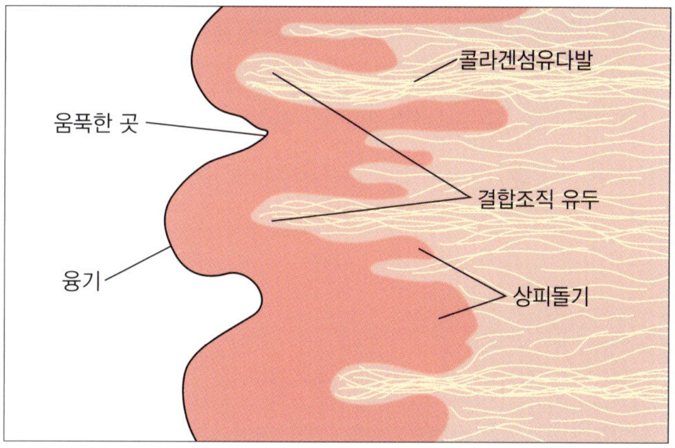

그림 19-1. Stippling의 모식도. Stippling의 융기에 일치하는 것은 결합조직 유두에 파고들어 간 콜라겐섬유다발이다. 움푹한 곳에 대응하는 것은 상피돌기이다.

참고문헌

1. 下野正基, 山村武夫, 雨宮璋, 二階宏昌・訳. シュレーダー歯周組織. 東京：医歯薬出版, 1989：244.
2. 江澤庸博. 一からわかるクリニカルペリオドントロジー. 東京：医歯薬出版, 2001：32.
3. 下野正基. やさしい治癒のしくみとはたらき. 東京：医歯薬出版, 2013：3 - 5.

치주학 20

Ross의 상해반응설

질문

치주염이 있으면 총콜레스테롤치와 LDL치가 높아지는 이유는 무엇입니까?

대답

그 이유는 Ross의 상해반응설로 설명할 수 있습니다. 내피세포가 상해를 입으면 염증이 야기되어 죽종(atheroma)이 형성됩니다. 그 과정에서 총콜레스테롤치와 LDL치가 높아지는 것입니다.

【자세한 설명과 근거(evidence)】

총콜레스테롤치와 LDL치

총콜레스테롤치란 혈액에 포함되는 모든 콜레스테롤(중성지방, 나쁜 콜레스테롤, 좋은 콜레스테롤)의 총량이고, 정상치는 150~199mg/dL이다.

LDL은 저비중 리포단백(low density lipoprotein)으로 나쁜 콜레스테롤이라고도 한다. 정상치는 120mg/dL이다.

치주질환이 있으면 총콜레스테롤치 및 LDL치가 높아지는 것으로 알려져 있는데[1], 그 이유는 Ross의 상해반응설로 설명할 수 있다.

Ross의 상해반응설의 기전은 **그림 20-1**과 같다[2,3]. 요컨대 **죽종 형성에는 대식세포의 활성화와 사이토카인이 중요한 역할을 담당한다는 것이다.**

Ross의 상해반응설에 따라 죽종성 동맥경화증을 염증성 질환이라고 생각하게 되었다. 치주질환과 심혈관계 질환과의 관련성을 생각하는 데 있어서 Ross의 상해반응설은 매우 중요한 근거이다.

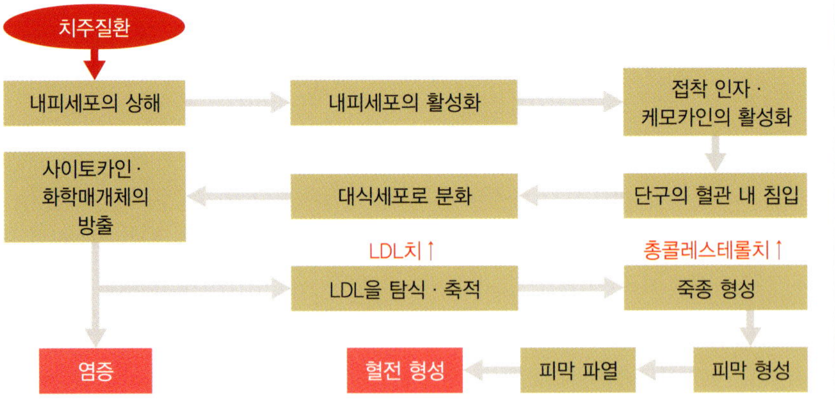

그림 20-1. Ross의 상해반응설의 기전. 내피세포가 상해를 입으면 내피세포가 활성화하고 세포접착 인자나 케모카인을 발현한다. 이들이 단구의 혈관 내 진입을 촉진해 대식세포로 분화시킨다. 증식·분화한 대식세포가 활성화되면 사이토카인이나 화학매개체를 방출하므로 염증이 일어난다. 또한 사이토카인이나 화학매개체의 자극으로 대식세포는 LDL을 탐식하고 세포 안에 축적해 이것이 죽종이 된다. LDL의 축적으로 LDL치는 상승하고 죽종 형성으로 총콜레스테롤치도 높아진다. 죽종은 피막으로 덮이는데 이것이 파열하면 혈전을 형성한다.

참고문헌

1. 吉江弘正, 伊藤公一, 村上伸也, 申基喆・編. 臨床歯周病学. 東京 : 医歯薬出版, 2007.
2. Page RC, Offenbacher S, Schroeder HE, Seymour GJ, Kornman: Advances in the pathogenesis of periodontitis: summary of developments, clinical implications and future directions. Periodontology 2000 1997 ; 14 : 216 - 248.
3. Ross R. Atherosclerosis--an inflammatory disease. N Engl J Med 1999 ; 340 : 115 - 126.

치주학 21

임신과 치주질환

질문 임신했을 때 치은에 염증이 발생하기 쉽거나 악화하기 쉬운 이유는 무엇입니까?

대답 임신 때문에 호르몬(에스트로겐과 프로게스테론)의 양이 늘어나 구강내 세균(*Prevotella intermedia*)을 증식시키므로 염증이 발생해 병세가 악화합니다.

【자세한 설명과 근거(evidence)】

임신 24주 이후에는 혈중의 에스트로겐 및 프로게스테론이 상승한다. 이러한 여성호르몬은 혈관의 투과성을 항진시켜 구강내 세균총의 *Prevotella intermedia*가 증식한다. *P. intermedia*는 여성호르몬을 좋아하는 세균이기 때문이다[1,2]. 또한 여성호르몬인 프로게스테론에는 콜라게나아제 저해 작용이 있으므로 치은에 콜라겐이 축적되거나 호중구의 유주 능력과 탐식 능력이 저하되며 T세포의 면역반응이 저하된다. 이들에 의해 임신과 함께 치은에는 염증이 일어나기 쉬운 환경이 만들어진다[3].

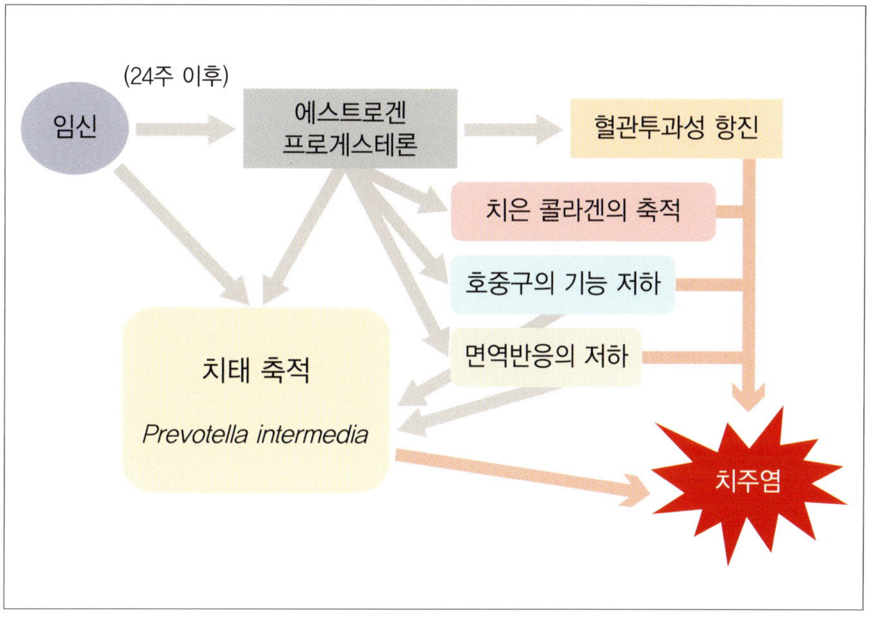

그림 21-1. 임신과 치주염. 임신으로 에스트로겐 및 프로게스테론이 상승하면 혈관투과성 항진과 *Prevotella intermedia*의 증식이 일어난다. 또한 치은 콜라겐의 축적, 호중구의 기능 저하나 면역반응의 저하를 초래한다. 임신으로 치은에는 염증이 발생하기 쉬운 환경이 만들어진다.

참고문헌

1. 奥田克爾. 歯周疾患の病因. In：下野正基，飯島国好・編. 治癒の病理. 東京：医歯薬出版，1988：87-104.
2. 奥田克爾. デンタルバイオフィルム. 東京：医歯薬出版，2010.
3. 下野正基. 新編治癒の病理. 東京：医歯薬出版，2011：122.

치주학 22

흡연과 치주질환

질문 흡연이 치주질환의 위험인자이며 치주치료의 결과에도 영향을 미친다고 하는데 무엇 때문입니까?

대답 **흡연으로 인해 미세순환 기능이 저하해(저산소 상태가 됨) 치주병원균이 증가하고 면역 기능이 저하되기 때문에 치주질환 병세를 악화하는 것이 시사되고 있습니다.**

【자세한 설명과 근거(evidence)】

흡연이 치주질환 병세를 악화시키는 기전

흡연은 (1) 치주질환 세균의 증가, (2) 면역 기능의 저하, (3) 미세순환 기능의 저하(저산소), (4) 섬유아세포 부착 장해 등을 일으킨다. 이로 인해 세균 감염이 만성화되고 숙주의 면역·염증반응 및 결합조직·뼈 대사의 이상을 초래해 치주질환이 악화한다고 생각한다[1](**그림 22-1**).

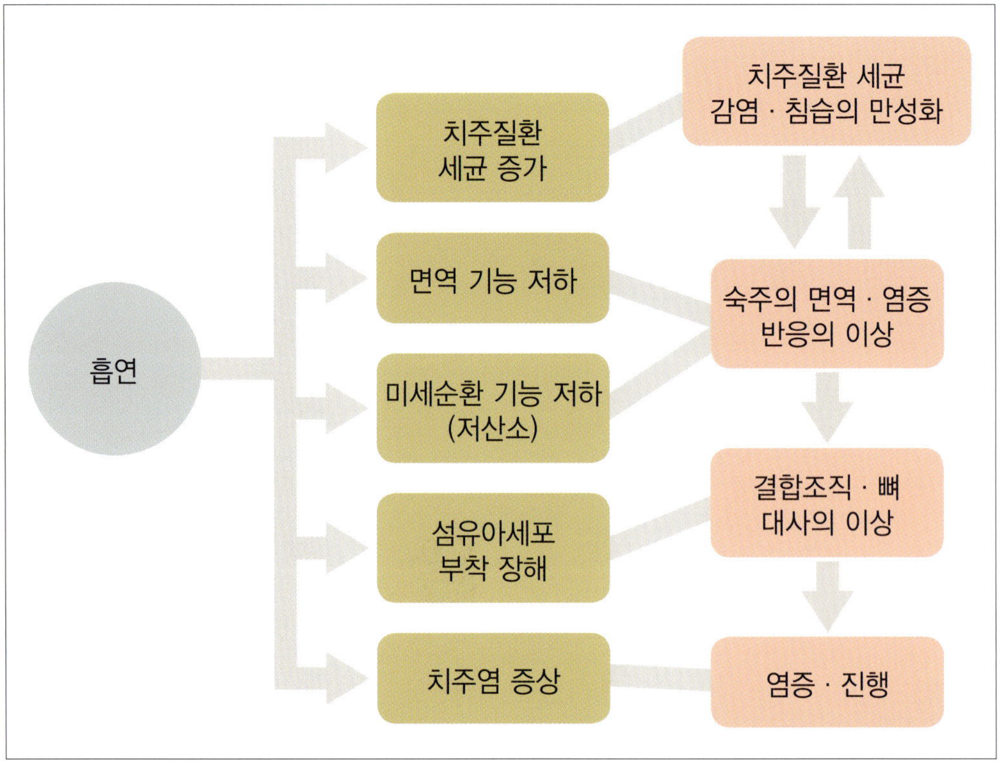

그림 22-1. 흡연이 치주질환을 악화시키는 기전. 흡연은 치주병원성 세균의 증가, 면역 기능의 저하, 미세순환 기능의 저하에 의한 저산소, 섬유아세포의 부착 장해 등을 일으킨다. 이로 인해 치주질환이 악화한다고 생각한다. *참고문헌 1에서 일부 변경 인용.

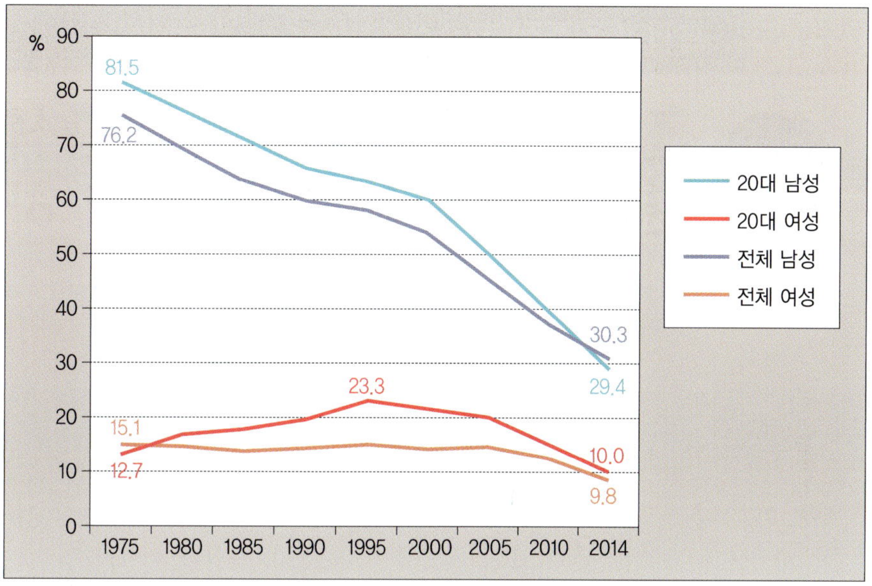

그림 22-2. 일본에서 흡연(자) 비율의 추이를 보이는 그래프. 성인 남성의 흡연(자) 비율은 30.3%로 계속 감소하고 있지만 다른 여러 나라에 비하면 아직 높은 상황이다. 이에 비해 성인 여성의 평균 흡연(자) 비율은 9.8%로 정점(1966년)보다 줄고 있지만 거의 제자리걸음 상황이다. *참고문헌 2에서 일부 변경 인용.

일본의 흡연 실태

담배 산업의 '2014년 일본 담배 흡연(자) 비율 조사'에 따르면 성인 남성의 평균 흡연(자) 비율은 30.3%였다. 이것은 1965년 이후의 정점(1966년)인 83.7%와 비교하면 48년 동안에 53포인트 감소한 것이다.

성인 남성의 흡연(자) 비율은 계속 감소하고 있지만 다른 여러 나라에 비하면 아직 높은 상황이고, 약 1,500만 명이 흡연하고 있다고 추정된다. 이에 비해 성인 여성의 평균 흡연(자) 비율은 9.8%로 정점(1966년)보다 줄고 있지만 거의 제자리걸음 상황이다[2](**그림 22-2**).

참고문헌

1. 雫石聡, 永田英樹. 歯周病のリスクファクター喫煙は歯周病の最大のリスクファクターといえるか. In：(財)ライオン歯科衛生研究所・編. 歯周病と全身の健康を考える. 東京：医歯薬出版, 2004：90-100.
2. 厚生労働省. 最新たばこ情報 http://www.health-net.or.jp/tobacco/product/pd090000.html

치주학 23

칼슘길항제와 치은증식

질문

칼슘길항제에 의한 치은증식에서는 약제를 변경하는 것이 좋습니까?

대답

내과 주치의와 상담해 칼슘길항제 이외의 고혈압 치료제(이뇨제, $\alpha \cdot \beta$ 차단제, 앤지오텐신 변환효소 저해제 등)로 변경이 가능한지 문의하는 것이 좋겠습니다.

【자세한 설명과 근거(evidence)】

치은증식(**그림 23-1**)을 일으키는 약제로는 다음과 같은 것을 들 수 있다. (1) 페니토인(phenytoin): 항경련제, (2) 니페디핀(nifedipine): 칼슘길항제, (3) 사이클로스포린(cyclosporine) A: 면역억제제.

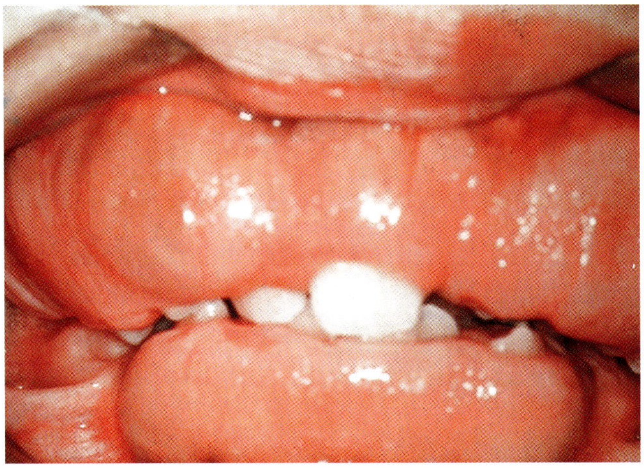

그림 23-1. 약물성 치은증식의 구강내 사진.

약물성 치은증식

치태조절이 불충분해 치태가 있으면 치은증식이 촉진된다고 알려져 왔지만 약물성 치은증식에서 치태의 역할에 대해서는 견해의 일치를 얻지 못한 것 같다[1].

치은(치조상)섬유군을 구성하는 것은 콜라겐이다. (1) 치아-치은섬유, (2) 치아-뼈막섬유, (3) 치조-치은섬유, (4) 환상·반환상 섬유가 주요 섬유군이다(38쪽 **그림 18-1** 참조).

치은(치조상)섬유군의 교대율

섬유아세포는 콜라겐을 생산할 뿐만 아니라 자신이 만든 콜라겐을 탐식하고 분해할 수 있다[2,3]. 참고로 치은에서 일어나는 콜라겐의 대사(교대 시간)는 10일이고, 치근막에서는 2일, 이틀뼈에서는 12일, 피부에서는 30일이다(38쪽 **그림 18-2** 참조).

칼슘길항제(강압제)로 치은이 증식하는 기전

칼슘길항제는 칼슘이온 채널을 저해해 칼슘의 세포 내 유입을 저해한다. 콜라겐을 분해하려면 칼슘이온이 필수인데, 칼슘길항제가 칼슘이온의 세포 내 유입을 저해하므로 콜라겐 분해가 저하된다. 그 결과 치은에 콜라겐이 축적되고 '치은증식'이 일어난다고 생각한다[1](**그림 23-2**).

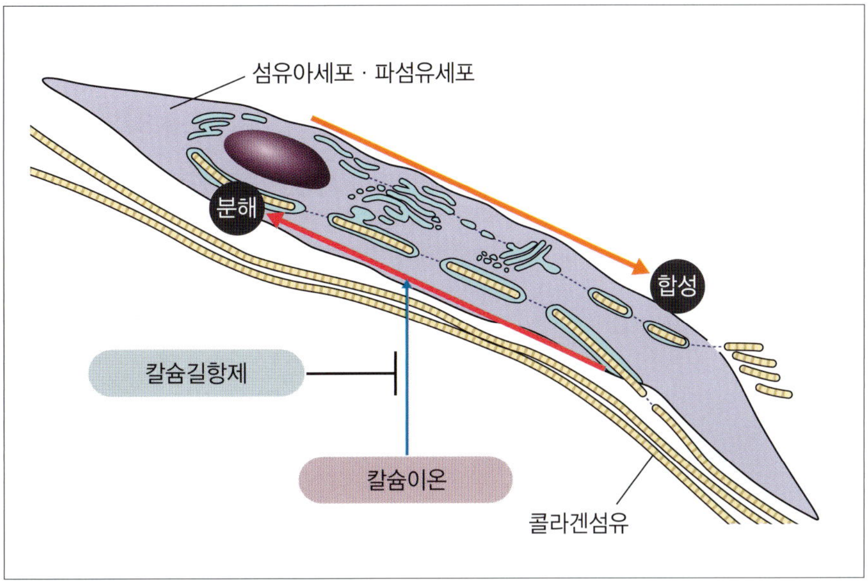

그림 23-2. 칼슘길항제(강압제)에 의해 치은이 증식하는 기전. 콜라겐을 분해하기 위해서는 칼슘이온이 필수인데, 칼슘길항제가 칼슘이온의 세포 내 유입을 저해하므로 콜라겐 분해가 저하된다. 그 결과 치은에 콜라겐이 축적되므로 '치은증식'이 일어난다.

현재 일본에서 판매하는 칼슘길항제로는 다음과 같은 것이 있다.

Amlodine(대일본스미토모제약)
Norvasc(화이자)
Herbesser(다나베미쓰비시제약)
Adalat(바이엘약품)(일반명: 니페디핀)
Vasolan(에자이)
Calblock(다이이치산쿄)
Calslot(다케다약품공업)

참고문헌

1. Carranza FA, Hogan EL. Gingival enlargement. In: Newman MG, Takei HH, Kokkevold PR (Eds). Carranza' s Clinical Periodontology. 12th Ed. St Louis: Elsevier, Saunders, 2015 : 232-243.
2. Ten Cate AR, Deporter DA, Freeman E. The role of fibroblasts in the remodeling of periodontal ligament during physiologic tooth movement. Am J Orthod 1976 ; 69 : 155-168.
3. Ten Cate AR. Oral Histology. Development, Structure, and Function. 2nd Ed. St Louis : Mosby, 1985 : 88-100.

치주학 **24**

당뇨병과 치주질환

질문

당뇨병이 치주질환에 영향을 미칩니까? 반대로 치주질환이 당뇨병에 미치는 영향은 무엇입니까?

대답

당뇨병으로 혈당치[당화혈색소(HbA1c) 수치]가 높으면 혈중의 대식세포가 자극을 받아 사이토카인을 생산합니다. 사이토카인은 염증을 촉진해 치주질환을 악화시킵니다(그림 24-1). 치주질환을 치료하면 사이토카인이 감소합니다. 이로 인해 인슐린의 효과가 올라가고 포도당의 섭취가 증가해 혈당치가 개선되므로, 당뇨병의 증상이 가벼워집니다(그림 24-2).

【자세한 설명과 근거(evidence)】

당뇨병이 있는 사람은 일반적으로 (1) 치주질환 이환 빈도가 2~3배 높다, (2) 면역력이 저하되어 있다, (3) 재생력이 약하다고 이야기한다(**그림 24-2**).

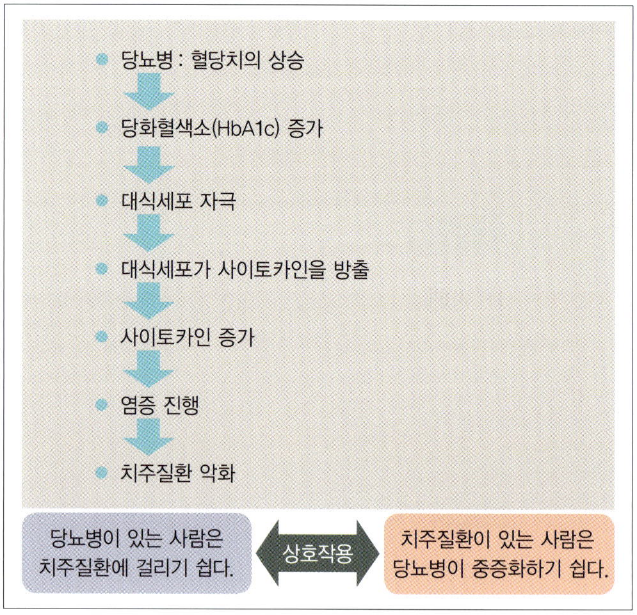

그림 24-1. 고혈당이 계속되면 치주질환도 악화한다. 혈당치가 상승하면 당화혈색소(HbA1c)가 증가하고 대식세포를 자극하므로 대식세포로부터 사이토카인 생산이 증가한다. 이로 인해 염증이 진행되고 치주질환이 악화한다. 당뇨병이 있는 사람은 치주질환에 걸리기 쉽다. 또한 치주질환이 있는 사람은 당뇨병이 중증화하기 쉽다.

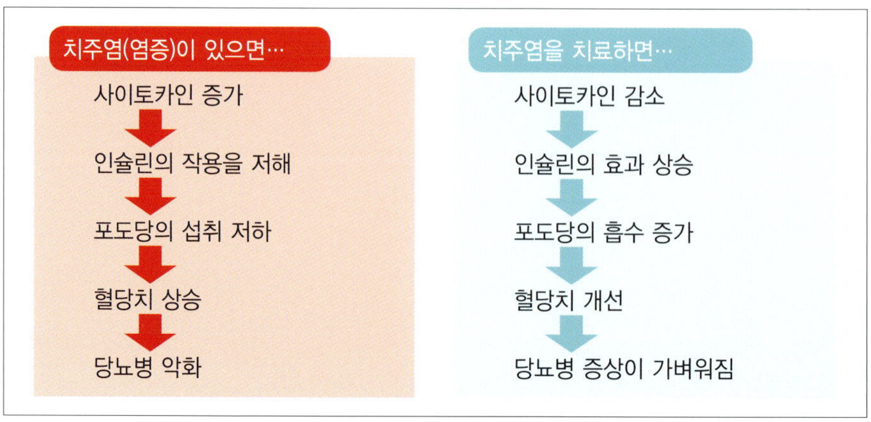

그림 24-2. 치주질환이 당뇨병에 미치는 영향. 치주염이 있으면 사이토카인이 혈액을 통해 간이나 근육 등으로 옮겨진다. 사이토카인이 인슐린의 작용을 저해하므로 간에서는 당의 흡수가 저하된다. 이 때문에 당뇨병은 악화한다. 치주염을 치료하면 사이토카인이 감소하므로 인슐린의 효과가 상승한다. 그리고 포도당의 흡수가 증가해 혈당치가 개선되므로 당뇨병 증상이 가벼워진다.

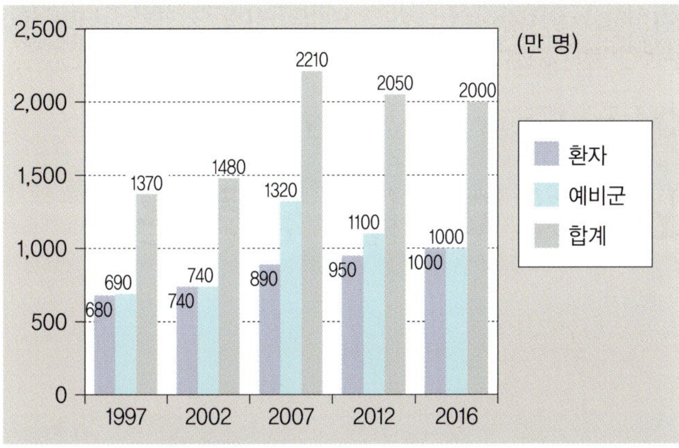

그림 24-3. 당뇨병은 국민병. 당뇨병 예비군을 포함하면 일본에는 2,000만 명 이상의 당뇨병 환자가 있다고 한다. *참고문헌 1에서 변경 인용.

당뇨병이란?

당뇨병은 국민병이라고 한다. 당뇨병 예비군을 포함하면 일본에는 2,000만 명이 넘는 당뇨병 환자가 있다. 최신의 조사(2016년)에서는 당뇨병 환자가 1,000만 명, 당뇨병 예비군도 1,000만 명이 된다는 것을 알 수 있다[1](**그림 24-3**).

당뇨병의 증상

당뇨병은 (1) 권태감, (2) 구강건조증, (3) 물을 많이 마심, (4) 손발 저림, (5) 체중감소 등 다양한 임상 증상을 보인다[2].

당뇨병의 분류

당뇨병은 Ⅰ형과 Ⅱ형으로 분류된다[2](**표 24-1**).

표 24-1. 당뇨병의 분류

Ⅰ형	인슐린을 분비하는 β 세포가 파괴되어 인슐린이 소진됨, 자가면역질환의 하나, 소아나 청소년층에 많이 발병, 전체 당뇨병 환자의 5% 이하, 인슐린 의존형, 인슐린 치료가 필수
Ⅱ형	인슐린 분비가 제로가 아니라 적지만 분비되고 있음, 인슐린 분비 저하와 인슐린저항성이 주요 원인, 전체 당뇨병 환자의 90% 이상, 이른바 생활습관병, 인슐린비의존형

인슐린의 역할

인슐린의 역할은 다음의 두 가지이다.

① 포도당을 간에 축적해 간에서 방출되는 것을 억제한다.

② 포도당을 근육이나 지방세포 등이 섭취하도록 한다[3].

인슐린저항성이란?

인슐린저항성이란 인슐린의 감수성이 저하되어 포도당의 조직섭취량이 저하되는 것을 말한다. 종양괴사인자 알파(TNF-α)가 깊이 관여한다고 한다[4](**그림 24-4**).

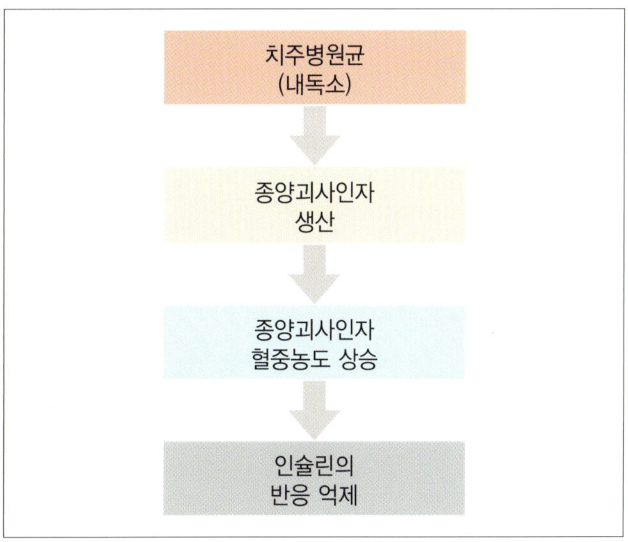

그림 24-4. 치주질환과 인슐린저항성. 치주병원균의 내독소는 종양괴사인자의 생산을 촉진해 종양괴사인자의 혈중농도를 상승시키므로 인슐린의 반응이 억제된다(인슐린저항성). 이로 인해 혈당치가 상승하고 당뇨병은 악화한다.

표 24-2. 당뇨병의 진단. 공복혈당이 126mg/dL 이상이거나, 당화혈색소(HbA1c)가 6.5% 이상이면 당뇨병으로 진단

	당뇨병	정상
공복혈당치	≧ 126mg/dL	<110mg/dL
식후 혈당치	≧ 200mg/dL	공복혈당치
75g 경구포도당부하시험	≧ 200mg/dL	<140mg/dL

➡ 당화혈색소(HbA1c)가 6.5% 이상이면 당뇨병으로 진단

표 24-3. 치과의 외과적 처치 적합 여부의 판단기준. *참고문헌 4에서 인용

공복혈당	<126mg/dL
당화혈색소(HbA1c)	<6.5%
요당	<10g/일
케톤체	(-)
저혈당 증상	(-)
체질량지수(BMI)	<22±3
심한 합병증	(-)

당뇨병의 진단

표 24-2의 진단기준을 이용한다.

당뇨병 환자의 외과적 처치를 위한 판단기준

치과 외래에서 처치할 수 있는 당뇨병 환자의 외과적 처치 적합 여부의 기준은 **표 24-3**과 같다[5].

당뇨병의 합병증

당뇨병이 무서운 것은 많은 합병증이 있기 때문이다. 합병증에는 (1) 신장장애, (2) 망막증, (3) 신경장애, (4) 대혈관장애, (5) 세소혈관장애, (6) 치주질환이 있다. 치주질환은 당뇨병의 6번째 합병증이다.

참고문헌

1. 厚生労働省. 平成28年国民健康・栄養調査結果の概要(http://www.mhlw.go.jp/stf/houdou/0000177189.html)
2. 下野正基. 新編治癒の病理. 東京：医歯薬出版, 2011：117-122.
3. 中村嘉男, 森本俊文, 山田好秋・編. 基礎歯科生理学 第4版. 東京：医歯薬出版, 2003.
4. 河野隆幸, 西村英紀. 歯周病と糖尿病の関連性：その新しい捉え方. In：ライオン歯科衛生研究所・編. 歯周病と全身の健康を考える. 東京：医歯薬出版, 2004；162-174.
5. 河村博. 糖尿病が歯周病へ及ぼす影響. In：鴨井久一, 花田信弘, 佐藤勉, 野村義明・編. Preventive Periodontology. 東京：医歯薬出版, 2007：84-88.

치주학 25

부착상피와 퇴축법랑상피

질문

부착상피는 퇴축법랑상피에서 유래한다고 하는데, 성인의 경우 구강상피가 이동하면서 형태가 변화해 부착상피가 되어 갑니까?

대답

부착상피는 '퇴축법랑상피(reduced enamel epithelium)'에서 유래합니다. 치아의 맹출 과정에서 치아 일부가 점막을 찢고 구강에 노출되면 퇴축법랑상피는 '1차 부착상피'가 됩니다. 퇴축법랑상피로부터 변화한 1차 부착상피는 구강상피로 서서히 치환되어, 치아가 교합평면에 이를 무렵 구강상피유래세포가 자리를 차지합니다(2차 부착상피).

【자세한 설명과 근거(evidence)】

부착상피의 발생

부착상피의 발생은 치은의 발생 그 자체이므로 치아의 발생에서부터 설명한다. 치은은 치아 의존성 조직이기 때문에 치아가 없으면 치은은 존재하지 않는다. 치아가 없는 경우는 치조점막이나 구강점막이라 불린다. 발치한 뒤 발치와는 구강점막으로 덮이는데 이 점막은 치아가 없으므로 치은이라고는 하지 않는다. 구강점막이라 불린다.

법랑질 형성이 끝나면 법랑아세포는 **퇴축법랑상피**가 된다. 퇴축법랑상피는 법랑질의 표면에 남아 있다. 맹출에 동반해 치아가 구강점막상피를 찢어 이른바 임상적 맹출 상태가 되면 퇴축법랑상피는 **1차 부착상피**라 불리게 된다. 이때 1차 부착상피를 구성하고 있는 세포는 법랑아세포에서 유래한 퇴축법랑상피이다. 치아가 더 맹출하면 구강상

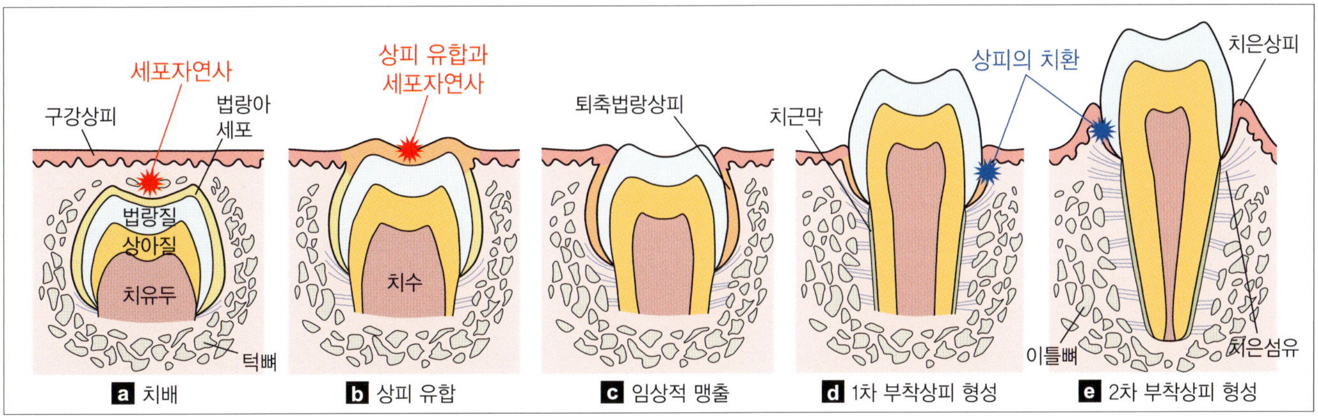

그림 25-1. 치아의 맹출과 부착상피 형성을 보이는 모식도. 뇌상기, 모상기, 종상기를 거쳐 치배는 턱뼈 안에서 성장을 계속한다. 치근이 형성되기 시작하면 치아의 맹출도 시작된다. 치아가 원활하게 맹출하기 위해서는 공간(맹출로)이 필요하므로 치배정 부위의 턱뼈가 흡수된 후, apoptosis(프로그램된 세포자연사)에 의해 공간이 확보된다(**a**: 치배). 이어서 법랑상피와 구강상피의 유합과 그것에 계속되는 세포자연사가 일어난다(**b**: 상피 유합). 이것으로 치배는 상피를 찢고 구강에 얼굴을 내밀 수 있다(**c**: 임상적 맹출). 맹출이 더 진행하면 치은이 형성된다. 법랑아세포 유래의 퇴축법랑상피가 법랑질의 표면에 남아서 부착상피(1차 부착상피)가 된다(**d**: 1차 부착상피 형성). 치아가 더 맹출하면 구강상피로부터 나온 세포가 유주하고, 1차 부착상피는 점점 구강상피로 치환된다(**e**: 2차 부착상피 형성).

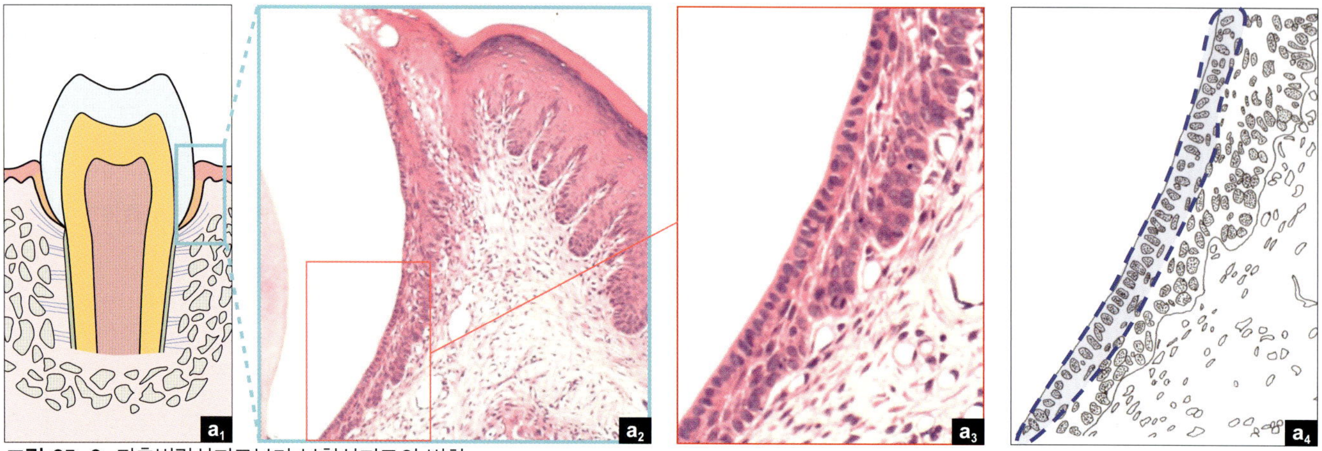

그림 25-2. 퇴축법랑상피로부터 부착상피로의 변화.

a_1: 1차 부착상피, 모식도.

a_2: 1차 부착상피, HE 염색. 퇴축법랑상피가 법랑질의 표면에 있다.

a_3: 1차 부착상피, HE 염색, 확대상. 퇴축법랑상피세포는 법랑질에 대해 직각으로 배열해 있다. 결합조직과 접하는 구강상피세포는 대형으로 다각형을 나타내고 있다.

a_4: 1차 부착상피, **그림 25-2**a_3를 트레이싱한 그림. 퇴축법랑상피(파란색 점선으로 둘러싸인 부분)와 구강상피 사이에는 소형이고 편평한 유두형태 세포가 있다. 법랑질에 대해 직각으로 배열하고 있다.

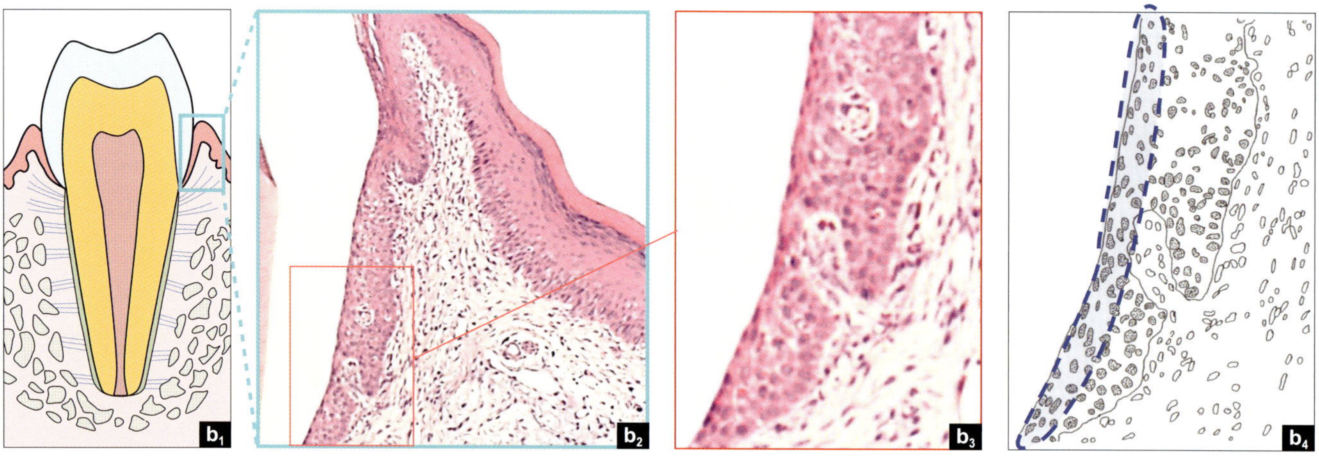

b_1: 2차 부착상피, 모식도.

b_2: 2차 부착상피, HE 염색. 구강상피 유래의 부착상피가 법랑질의 표면에 있다.

b_3: 2차 부착상피, HE 염색, 확대상. 부착상피세포는 법랑질에 대해 평행하게 배열해 있다.

b_4: 2차 부착상피, **그림 25-2**b_3를 트레이싱한 그림. 부착상피(파란색 점선으로 둘러싸인 부분)는 법랑질에 대해 평행하게 배열하고 있어 그 아래의 구강상피세포와의 구별은 어렵다.

*참고문헌 2에서 변경 인용.

피로부터 세포가 유주해 오고 점차 **1차 부착상피(퇴축법랑상피)**는 구강상피로 치환된다. 치아가 교합평면에 이르게 되면 퇴축법랑상피는 자취를 감추고 구강상피에서 유래한 세포가 부착상피(**2차 부착상피**)가 되어 부착상피층은 두께를 늘리며 성인 부착상피의 형태를 취하게 된다[1](**그림 25-1**).

퇴축법랑상피에서 유래하는 부착상피(1차 부착상피)는 구강상피로부터 유주해 온 세포로 치환되어 치근 완성 치아에 보이는 부착상피(2차 부착상피)가 된다.

퇴축법랑상피

퇴축법랑상피를 자세히 관찰하면 법랑질에 접하는 세포(내법랑상피에 대응: 법랑아세포)는 입방형을 나타내며 법랑질과 수직으로 배열하고 있다. 결합조직과 접하는 구강상피(외법랑상피에 대응)는 장방형·다각형으로 기저막에 대해 수직으로 배열하고 있다. 그 사이의 세포[성상세망(Stellate reticulum)에 해당: 중간세포]는 소형의 편평한 세포로 법랑질에 대해 평행하게 배열하고 있다. 치아가 구

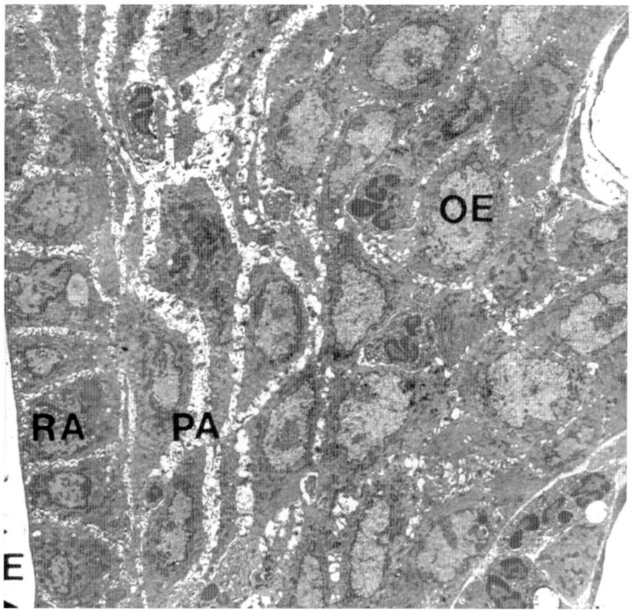

그림 25-3. 1차 부착상피의 전자현미경사진. 1차 부착상피는 퇴축법랑상피세포(RA), 유두형태세포(PA), 구강상피세포(OE)로 되어 있다. 법랑질(E)과 접하는 퇴축법랑상피세포는 입방형을 띠며 법랑질에 대해 수직으로 배열하고 있다. 인접하는 유두형태세포는 소형으로 다각형을 하고 있으며, 세포 간격은 넓다. 구강상피세포는 대형으로 부정형·다각형을 나타내고 있다.

강점막상피를 찢어 이른바 임상적 맹출 상태가 되면 1차 부착상피라 불리게 된다(**그림** 25–2a_1~a_3).

전자현미경으로 관찰하면 1차 부착상피는 퇴축법랑상피세포, 유두형태세포, 구강상피세포로 되어 있다. 법랑질과 접하는 퇴축법랑상피세포는 입방형을 나타내며 법랑질에 대해 수직으로 배열하고 있다. 인접하는 유두형태세포는 약간 소형이고 다각형을 하고 있으며, 세포 간격은 넓다. 구강상피세포는 대형으로 부정형·다각형을 나타내고, 기저막에 대해 수직으로 배열하고 있는 것을 알 수 있다[2] (**그림** 25–3).

참고문헌

1. 金子至, 下野正基. デンタルハイジーン別冊　歯肉を読み解く. 東京：医歯薬出版, 2014：107.
2. 浜田義信. ラット臼歯部付着上皮の発生に関する研究 . 酵素抗体法および電子顕微鏡による観察. 歯科学報, 1988；88：633-663.

치주학 26 | 긴 부착상피와 반접착반

질문 치석제거술·치근활택술 등의 치료를 하고 얻을 수 있는 긴 상피성 부착 중, 치면에 부착된 상피는 모두 부착상피입니까?

대답 **치주치료 후의 치면에 부착된 상피는 모두 부착상피입니다(그림 26-1). 부착하지 않으면 치주낭상피라 불립니다.**

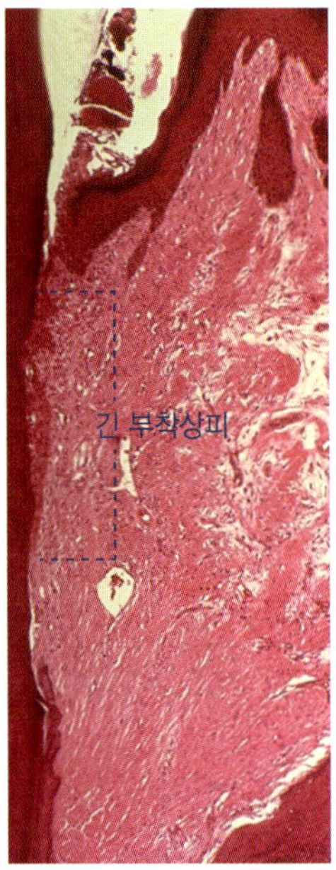

그림 26-1. 긴 부착상피의 조직상.

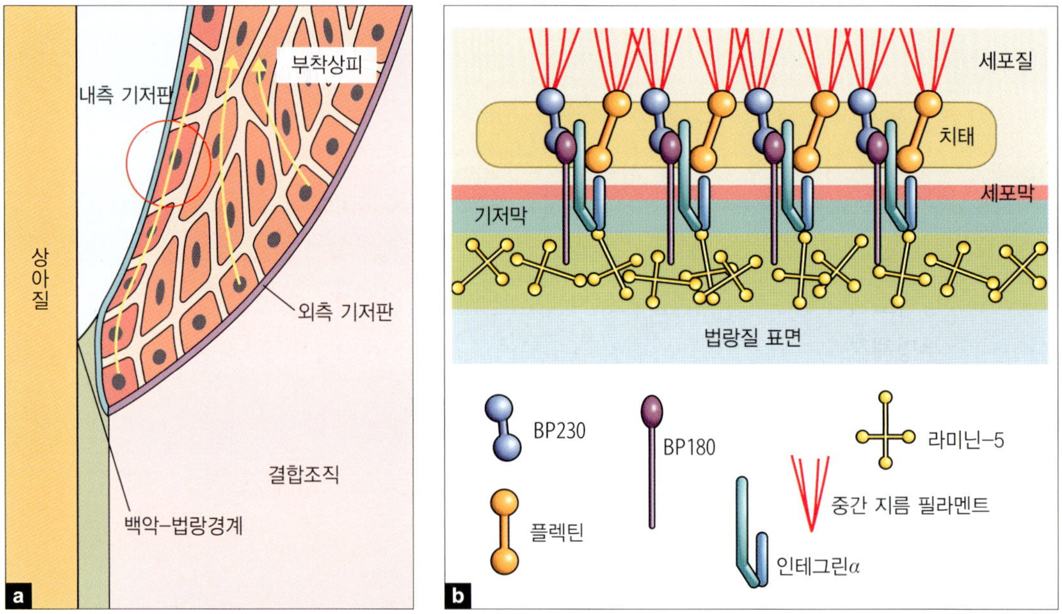

그림 26-2. 내측 기저판과 반접착반의 구성 성분. 부착상피와 법랑질은 라미닌, 인테그린(integrin), BP230 등으로 접착하고 있다. Ⅳ형 콜라겐, Ⅶ형 콜라겐, 라미닌-1, 퍼레칸(perlecan)은 없고, 대량(약 12배)의 라미닌-5가 부착상피와 치아의 접착에 중요한 역할을 담당한다. ＊참고문헌 1에서 변경 인용.

【자세한 설명과 근거(evidence)】

보통의 부착상피세포는 물론 긴 부착상피세포도 내측 기저판 및 반접착반에 의해 치면(법랑질 또는 백악질)과 들러붙어 있다. 그 접착에 관여하는 주요 단백이 기저판 안의 라미닌-5와 반접착반 안의 인테그린(integrin)$\alpha_6\beta_4$이다[1](**그림** 26-2a, b).

치주낭상피와 긴 부착상피

치주낭상피의 경우에는 대부분이 중층편평상피이다(**그림** 26-3). 치주낭상피를 현미경으로 상세하게 관찰하면 치주낭 기저부보다 더 근첨측 상피의 일부가 치면과 들러붙어 있는 경우가 있다. 이 상피의 일부는 긴 부착상피이다. 상피의 하방 성장의 경우도 기본적으로는 상피의 가장 근첨측은 치면과 들러붙으면서 하방 성장해 간다(**그림** 26-4).

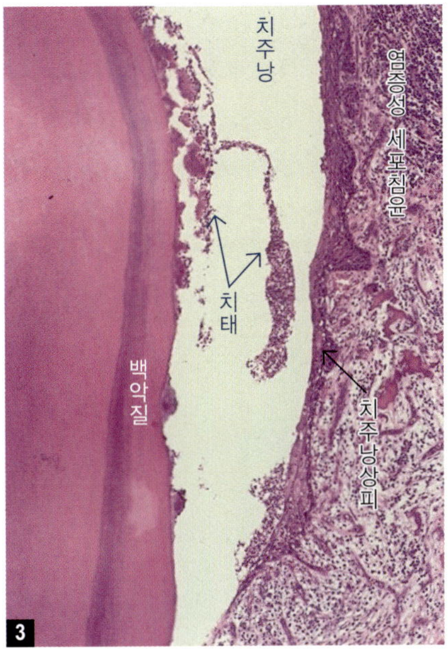

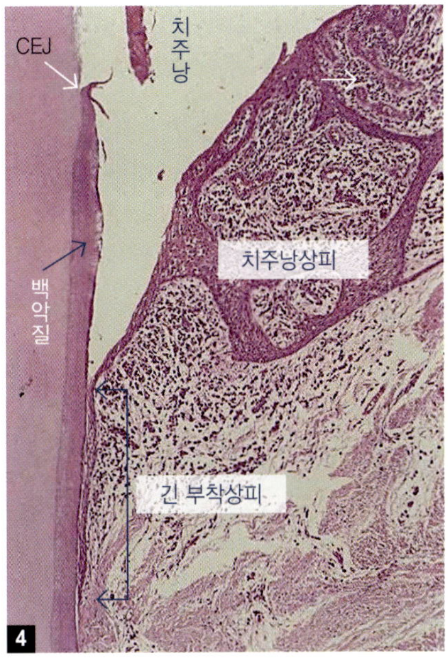

그림 26–3. 치주낭의 조직상.
그림 26–4. 치주낭상피와 **긴 부착상피**의 조직상. 치주낭을 lining 하는 것이 치주낭상피이다. 치주낭 기저부보다 더 근첨측의 상피(긴 부착상피)가 치면과 들러붙어 하방 성장하고 있다.

Caffesse의 실험

'구강상피가 모습을 바꿔 부착상피가 되고, 반대로 부착상피가 구강상피로 변화하는 것'은 유명한 Caffesse 등의 실험에서도 분명해졌다. 피판을 안쪽으로 접어 봉합했을 때 치아와 접촉하게 된 구강상피(각화상피)는 비각화상피로 변화했다. 내부로 접혀 치아와는 접촉하지 않게 된 부착상피(비각화상피)는 각화상피로 변화했다. 이것으로부터 Caffesse 등은 "구강상피의 각화 능력은 치은구의 환경에 의해 조절된다."라고 생각했다[2](**그림 26–5**).

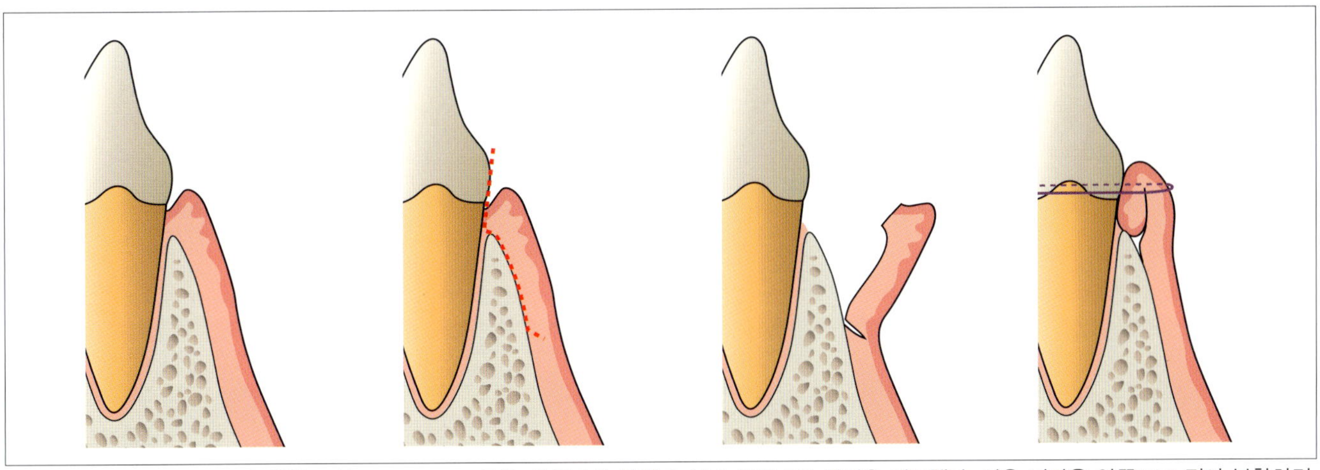

그림 26–5. Caffesse 등의 실험 모식도. Caffesse 등은 치은구의 환경과 상피 성질과의 관련을 검토했다. 치은 피판을 안쪽으로 접어 봉합하면, 치아와 접촉한 구강상피는 각화상피에서 비각화상피로 변화했다. 내부로 접힌 부착상피는, 비각화상피에서 각화상피로 변화했다. *참고문헌 2에서 변경 인용.

참고문헌

1. 下野正基. 新編治癒の病理. 東京：医歯薬出版, 2011：27 - 44, 144 - 153.
2. Caffesse RG, Nasjleti CE, Castelli WA. The role of sulcular environment in controlling epithelial keratinization. J Periodontol 1979；50：1 - 6.

치주학 27

상피성 부착 ①

질문

상피성 부착에서 결합조직성 부착으로의 치환이 일어날 수 있습니까?

대답

일단 형성된 긴 부착상피는 짧아져 상피성 부착에서 결합조직성 부착으로 치환됩니다.

【자세한 설명과 근거(evidence)】

필자들은 실험쥐 구치의 치간부에 고무 밴드를 넣고, 1주 후에 제거해 그 후의 치유 과정을 관찰했다. 1주일 동안 고무 밴드를 넣어 두면 치주조직에는 뼈흡수 등의 두드러진 조직파괴가 일어난다.

고무 밴드 제거 후 4~8주에 노출 치근면은 긴 부착상피로 덮였다(**그림 27-1**). 12주 이후의 노출 치근면은 신생 백악질로 덮여 결합조직성 부착으로 치환되었다. 또한 일단 형성된 긴 부착상피는 시간의 경과에 따라 짧아지는 것이 분명해졌다(**그림 27-2**). 이 실험 모델은 **상피성 부착이 결합조직성 부착으로 치환될 가능성**이 보인 것이다[1].

그림 27-3은 상피성 부착에서 결합조직성 부착으로 치환하는 것을 보이는 모식도이다. 노출 치근면에 만든 상처는 고무 밴드가 들어 있던 부위의 가장 근첨측을 나타낸

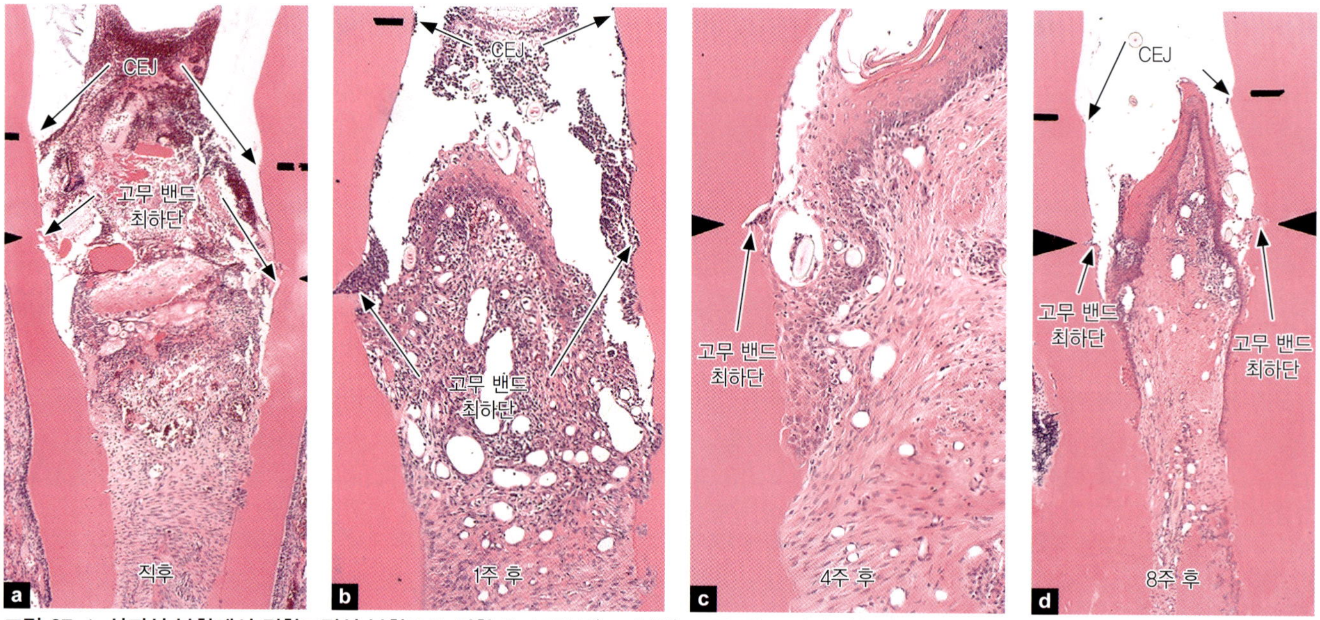

그림 27-1. 상피성 부착에서 결합조직성 부착으로 치환 ①: 조직상(HE 염색). 고무 밴드 제거 직후에 고무 밴드 최하단 부위의 치근 표면에 개량 메스로 표시를 만들었는데 남아 있는 조직을 긁었기 때문에 출혈이 있다(**a**). 1주 후에 상피의 재생은 보이지만 고무 밴드 최하단 부위는 구강에 노출된 상태이다. 상피 아래에는 대량의 육아조직이 형성되어 있다(**b**). 고무 밴드 제거 후 4주에는 최하단 부위가 상피로 덮여 이른바 상피성 부착이 일어나 있다(**c**). 8주 후에도 최하단 부위는 긴 부착상피로 덮여 있다(**d**). CEJ: 백악-법랑경계. *참고문헌 1에서 인용.

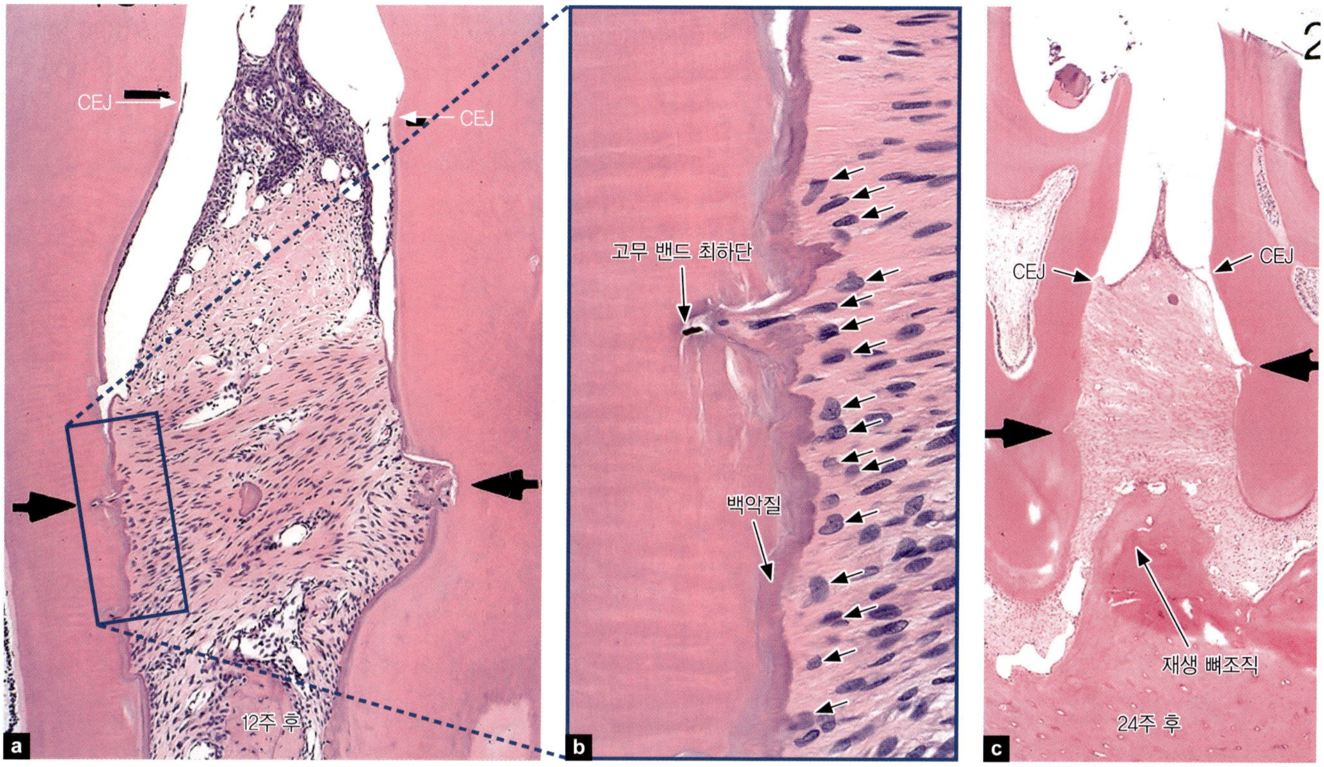

그림 27-2. 상피성 부착에서 결합조직성 부착으로 치환 ②: 조직상(HE 염색). 12주 후가 되면 최하단 부위는 신생 백악질로 덮여 결합조직성 부착으로 치환되고 있다(**a**). CEJ: 백악-법랑경계. **a**의 파란색 테두리로 둘러싸인 부위의 확대상이 **b**이다. 고무 밴드 최하단 부위에는 백악질이 형성되고 있다. 그 표층에는 백악아세포(**b**의 화살표)가 배열되고 치근막으로 성장하는 샤피섬유도 관찰된다(**b**). 24주 후에는 일단 형성된 긴 부착상피가 시간의 경과에 따라 짧아져 있다. 부착상피의 접착 위치는 백악-법랑경계(CEJ) 부근이다. 뼈조직의 재생도 뚜렷하다(**c**). *참고문헌 1에서 인용.

다. 고무 밴드 제거 4주 후에 상처 부분을 포함하여 치근면은 긴 부착상피로 덮여 있다(상피성 부착). 12주 후가 되면 긴 부착상피는 짧아지고 노출 치근면은 백악질로 덮이며 치근막의 재생도 뚜렷해진다. 24주 후에는 뼈조직의 재생도 보인다(결합조직성 부착)[1,2].

상피성 부착이 결합조직성 부착으로 치환할 수 있는 것

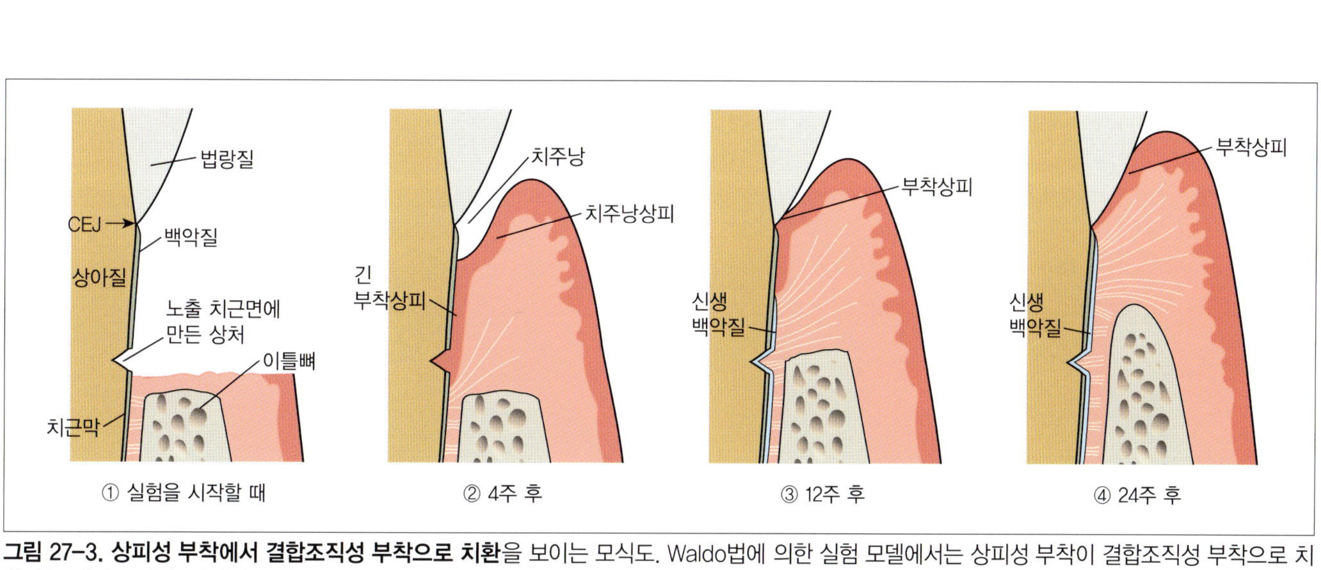

그림 27-3. 상피성 부착에서 결합조직성 부착으로 치환을 보이는 모식도. Waldo법에 의한 실험 모델에서는 상피성 부착이 결합조직성 부착으로 치환되는 것이 보인다. 상피성 부착에서 결합조직성 부착으로 치환될 때까지 12주의 긴 시간이 걸렸다.

은 치주 기본 치료가 단지 치태조절을 위해서만이 아니라 장기적 치료 프로그램의 일익을 담당하는 중요한 방법이라는 사실을 나타내고 있다.

왜 긴 부착상피는 짧아지는가?

핵소체형성체를 표지하고 검색한 결과, 치근면에 긴 부착상피가 형성되는 이유는 긴 부착상피 기저세포의 증식 능력이 매우 높기 때문이라는 사실을 알 수 있었다[3,4].

이처럼 상피성 부착에서 결합조직성 부착으로 치환이 일어나는 이유는 상피세포와 결합조직세포의 증식 능력 레벨에 차이가 있기 때문이다. 구체적으로는 고무 밴드 제거 후 4주까지는 상피세포의 증식 능력이 매우 높지만, 12주 이후에는 상피의 증식 능력이 저하해 긴 부착상피에 세포를 공급할 수 없게 되었다. 이에 비해 결합조직의 세포는 4~12주 동안 거의 같은 레벨의 증식 능력을 유지하고 있었으므로, 시간의 경과에 따라 긴 부착상피에 의한 상피성 부착은 결합조직세포에 의한 부착으로 치환되고 그 결과 상피의 단축(shortening)이 일어나는 것으로 생각한다[3,4].

긴 부착상피에서 보이는 접착단백의 발현을 검색해 보면 세포 이동에 관여하는 인테그린α_3는 일부에서 약한 양성반응을 나타냈다. 따라서 정상 부착상피의 턴오버와 달리 긴 부착상피의 턴오버는 상당히 느리다고 생각된다[2] (**그림 27-4**).

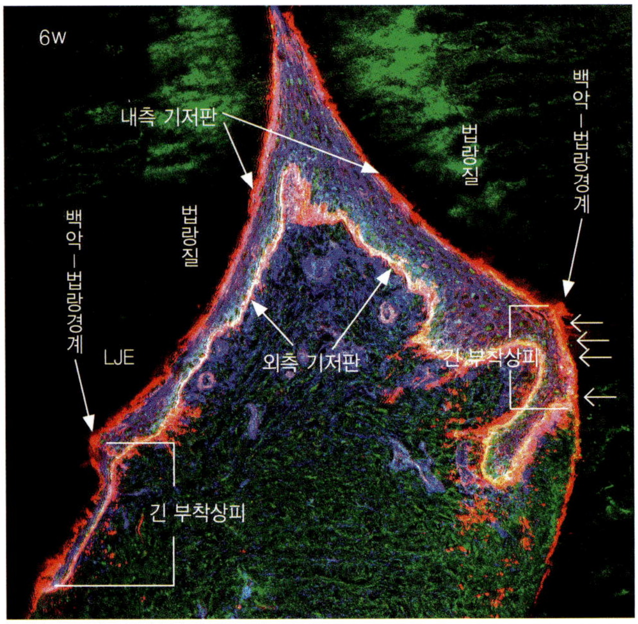

그림 27-4. 긴 부착상피에서 접착단백(라미닌-5, 인테그린β_4, 인테그린α_3)**의 발현**(공초점 레이저 현미경사진). 세포의 이동에 관여하는 인테그린α_3는, 부착상피와 긴 부착상피의 일부에서 약한 양성반응(노란색의 반응: 화살표)을 보이는 데 불과하다. 따라서 긴 부착상피의 단축은 천천히 진행하는 것으로 생각된다. *참고문헌 2에서 인용.

참고문헌

1. 橋本貞充，下野正基．上皮性付着と結合組織性付着．In：下野正基，飯島国好・編．治癒の病理　臨床編　第２巻　歯周治療．東京：医歯薬出版，1994：150－164.
2. 下野正基，橋本貞充，杉澤幹雄，正岡孝康，衣松高志，山田了．長い付着上皮による上皮性付着は信頼できる治癒像である．歯界展望 2007；110：416－427.
3. Uno T, Hashimoto S, Shimono M. A study of the proliferative activity of the long junctional epithelium using argyrophilic nucleolar organizer region（AgNORs）staining. J Periodontal Res 1998；33：298－309.
4. Usuda J, Hashimoto S, Enokiya Y, Inoue T, Shimono M. Proliferative activities of epithelial and connective tissue cells in the rat periodontal regeneration using argyrophilic nucleolar organizer regions staining. J Periodontal Res 2004；39：175－187.

치주학 28

상피성 부착 ②

질문 긴 부착상피에 의한 상피성 부착의 임상적 의의는 무엇입니까?

대답 **긴 부착상피에 의한 상피성 부착의 가장 중요한 임상적 의의는 처치 후의 치근면을 상피조직으로 밀봉(seal)하는 것입니다. 긴 부착상피에는 라미닌-5 및 인테그린$\alpha_6\beta_4$가 발현해 상피가 치근면과 접착하는 것에 의해 밀봉 기능을 하고 있습니다.**

【자세한 설명과 근거(evidence)】

긴 부착상피는 정상의 부착(접합)상피와 마찬가지로 접착단백(라미닌-5 및 인테그린$\alpha_6\beta_4$)에 의해 치아와 접착하고 있다. 이것은 긴 부착상피와 치면의 부착이 매우 강하고 단단해서 치주조직의 내부 환경이 밀봉되어 보호되고 있다는 것을 의미한다. **임상적으로는 치태 등 외부로부터의 자극을 차단**한다는 데 의의가 있다[1,2].

긴 부착상피를 임상적으로 확인하기 위해서는 다음의 소견에 주목하기 바란다.

① 치은에 염증이 없다.

② 치주낭 측정기가 거의 들어가지 않는다.

③ 뼈조직의 재생을 방사선사진으로 확인할 수 없다(만약 재생을 확인할 수 있었던 경우는 뼈재생 부분이 상피성 부착에서 결합조직성 부착으로 치환했다고 생각해야 함).

치주 처치 후의 치근면에서는 많은 경우에 상피성 부착이 먼저 일어나고 이어서 결합조직성 부착이 일어난다.

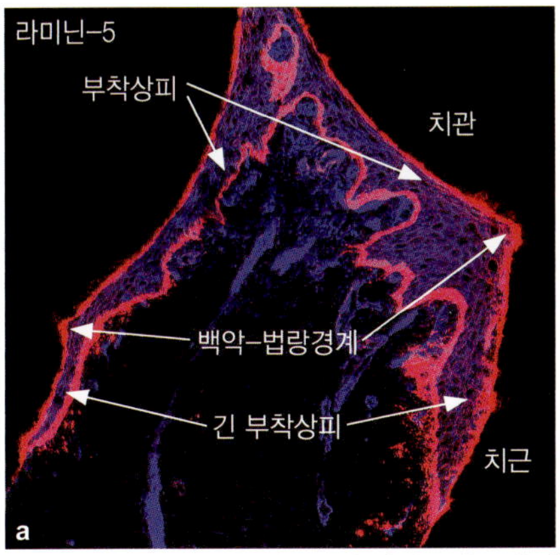

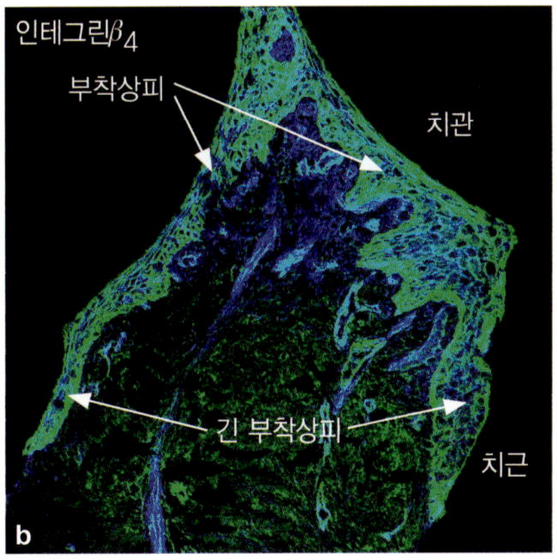

그림 28-1. 긴 부착상피에서 라미닌-5 및 인테그린β_4의 발현(공초점 레이저 현미경사진). 실험쥐 구치 치간부에 고무 밴드를 넣어 실험적으로 긴 부착상피를 치근 표면에 형성했다. 긴 부착상피와 치근 표면의 계면에서 접착단백 라미닌-5(**a**) 및 인테그린β_4(**b**)의 발현을 검색했다. 라미닌은 물론 인테그린도 부착상피뿐만 아니라 긴 부착상피의 내측 기저판 및 외측 기저판에서 강하게 발현되어 있다. ＊참고문헌 1에서 옮겨 실음.

참고문헌

1．下野正基．新編治癒の病理．東京：医歯薬出版，2011：144 - 149．

2．下野正基，橋本貞充，杉澤幹雄，正岡孝康，衣松高志，山田了．長い付着上皮による上皮性付着は信頼できる治癒像である．歯界展望 2007；110：416 - 427．

치주학 29

치주 기본 치료

질문

치주 기본 치료가 중요한 이유는 무엇입니까?

대답

긴 부착(접합)상피는 결합조직성 부착으로 치환할 가능성이 있고(그림 29-1), 임상적으로 평가할 수 있는 치료 효과가 치주 기본 치료를 통해 나타나기 때문입니다.

【자세한 설명과 근거(evidence)】

지금까지의 치주조직 재생에 관한 연구는 재생요법(GTR, 엠도게인, 치주외과)에 주목적을 두고 있었다. 그러나 긴 부착상피에 의한 상피성 부착이 결합조직성 부착으로 치환되는 것(**그림 29-1**), 긴 부착상피는 라미닌-5와 인테그린$\alpha_6\beta_4$에 의해 치근 표면과 접착하고 있는 것이 분명해졌다. 동시에 치태조절, 치석제거술·치근활택술, 치태 유지 요인의 제거, 교합성 외상 인자의 제거, 임시 고정, MTM, 발치 등의 치주 기본 치료에 의한 치료 효과가 임상적으로도 평가를 받게 되었다[1-3].

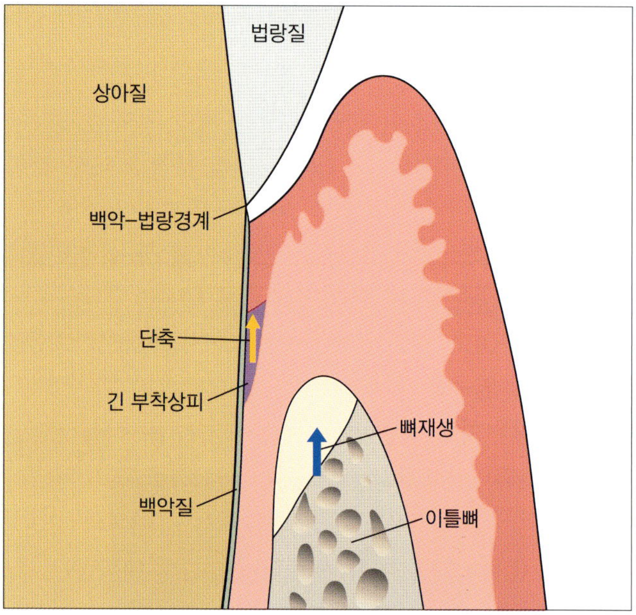

그림 29-1. 긴 부착상피의 단축을 나타내는 모식도. 왜 긴 부착상피가 형성될까? 그 이유는 긴 부착상피의 기저세포가 매우 높은 증식 능력을 갖추고 있기 때문이다. 다만 치주치료 후 4주까지는 상피세포의 증식 능력이 높지만, 12주 이후에는 상피의 증식 능력이 저하해 긴 부착상피에 세포를 공급할 수 없게 된다. 이에 비해 결합조직의 세포는 4~12주 동안 거의 같은 레벨의 증식 능력을 유지하므로, 시간의 경과에 따라 긴 부착상피는 결합조직세포로 치환되어 그 결과 상피의 단축이 일어나는 것으로 생각할 수 있다.

참고문헌

1. 谷口威夫. 歯周基本治療の重要性を再考する：長い接合上皮性付着は結合組織性付着に置換する. 日歯周誌 2012；54：46 - 53.
2. 牧野明. 歯周基本治療で治る！ 歯周基本治療で治す！ 東京：医歯薬出版, 2013.
3. 谷口威夫, 山岸貴美恵. 6ミリ以上の歯周ポケットも改善できる8つの階段. 東京：デンタルダイヤモンド, 2016.

치주학 30

치근막 재생

질문

치주질환으로 상실된 치근막은 어느 정도 (몇 %? 몇 mm?) 재생합니까?

대답

치주질환으로 상실된 치근막은 치주치료를 통해 2~4mm가량 재생(부착의 획득)된다고 생각합니다.

【자세한 설명과 근거(evidence)】

"다양한 치료법을 통해 치주조직이 어느 정도 재생했을까?"라는 임상적 효과는 체계적인 검토[systematic review: 메타 해석(meta-analysis) 또는 무작위화 비교시험]의 부착 획득으로 평가할 수 있다.

예로 엠도게인® 치료를 통해 4.07mm의 부착의 획득, 다시 말해서 치근막이 재생했다(엄밀히 같지는 않지만)는 보고를 들 수 있다[1]. 이 연구는 955개의 뼈결손 증례를 포함한 28개의 연구를 메타 해석한 것이다. **그림 30-1**에서는 **엠도게인® 치료**의 부착 획득(4.07mm)을 **피판 수술**(2.55mm), **골이식**(4.02mm), GTR(3.64mm), **엠도게인®과 GTR의 병용**(3.18mm), **엠도게인®과 골이식의 병용**(3.48mm)과 비교하고 있다. 이러한 수치는 절대적인 것이 아니라 상대적으로 평가되어야 한다고 생각한다.

참고로 GTR과 엠도게인®을 비교한 다른 연구에서는, 부착 레벨의 획득이 **GTR 4.1mm**인 것에 비해 **엠도게인® 2.4mm**였다고 기록되어 있다[2].

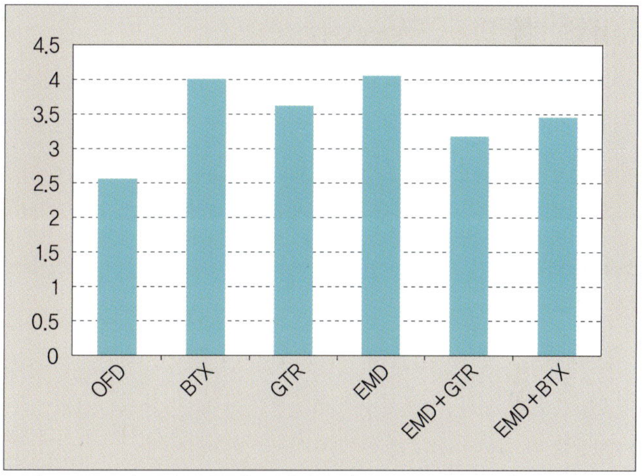

그림 30-1. 치주치료 후의 부착 획득(attachment gain)을 보이는 그래프. *참고문헌 1의 데이터에서 작성. 엠도게인®(EMD) 치료의 경우에서 부착 획득은 4.07mm이고, 피판 수술(OFD)은 2.55mm, 골이식(BTX)은 4.02mm, GTR은 3.64mm, 엠도게인®과 GTR의 병용(EMD+GTR)에서는 3.18mm, 엠도게인®과 골이식을 병용한 경우(EMD+BTX)는 3.48mm였다고 기록되어 있다.

참고문헌

1. Vanezia E, Goldstein M, Boyan BD, Schwarts Z. The use of enamel matrix derivative in the treatment of periodontal defects : A literature review and meta-analysis. Crit Rev Oral Biol Med 2004 ; 15 : 382 - 402.

2. Siciliano VI, Andreuccetti G, Siciliano AI, Blasi A, Sculean A, Salvi GE. Clinical outcomes after treatment of non-contained intrabony defects with enamel matrix derivative or guided tissue regeneration : a 12-month randomized controlled clinical trial. J Periodontol 2011 ; 82 : 62 - 71.

치주학 31

3벽성 뼈결손

질문 3벽성 뼈결손이 있을 때 뼈이식의 재생이 잘되는 이유는 무엇입니까?

대답 **3벽성 뼈결손이 있을 때는 결손부 주변에 기존의 뼈가 있습니다. 뼈의 기질 안에는 풍부한 뼈유도단백(BMP)이 포함되어 있어 이것이 간엽계줄기세포(미분화간엽세포)를 유도하고 골아세포로 분화시키므로, 뼈이식의 재생이 잘된다고 생각됩니다.**

【자세한 설명과 근거(evidence)】

3벽성 뼈결손이 있고 게다가 결손부가 작으면(예를 들어 지름이 3mm 이내) 그 좁은 미세 환경 안에서 간엽계줄기세포는 신속하게 증식·분화할 수 있다. **좁은 환경은 세포의 지지체(scaffold)로서 적절한 조건**이 된다고 생각한다(**그림 31-1**).

2벽성의 뼈결손이 있을 때 뼈기질이 있는 부위에서는 재생이 일어나지만, 뼈기질이 없는 부위에서는 재생이 일어나기 어렵다고 할 수 있다(**그림 31-2**).

뼈유도단백(BMP)은 뼈기질, 백악질기질, 상아질기질 안에도 있다.

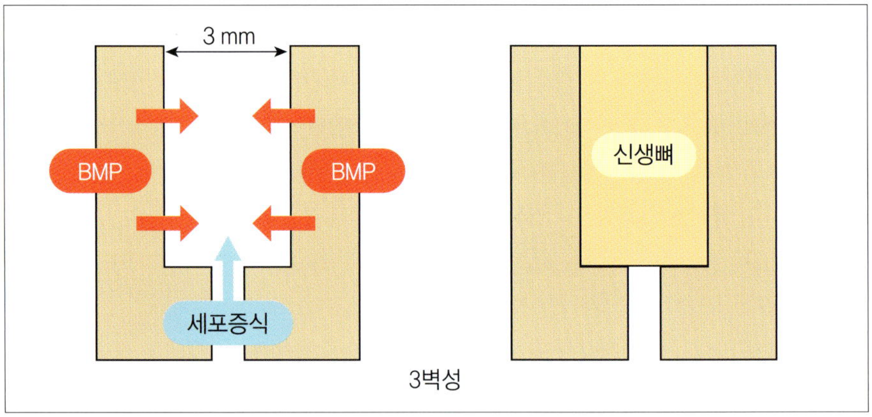

그림 31-1. 3벽성 뼈결손의 재생. 3mm 정도의 작은 뼈결손이면 결손부에 증식한 간엽계줄기세포는 뼈기질 안의 뼈유도단백(BMP)의 유도에 의해 골아세포로 분화한다. 결손이 작으면 지지체의 조건도 좋으므로 뼈재생이 일어나기 쉽다.

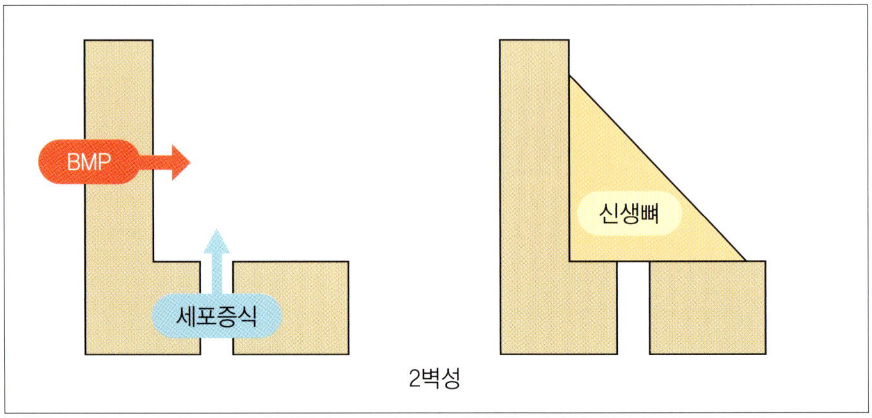

그림 31-2. 2벽성 뼈결손의 재생. 2벽성 뼈결손은 일반적으로 3벽성 뼈결손보다 크고 뼈유도단백(BMP)의 영향을 받기 어려우며 지지체도 충분하다고 할 수 없으므로, 뼈재생은 한정적이 된다.

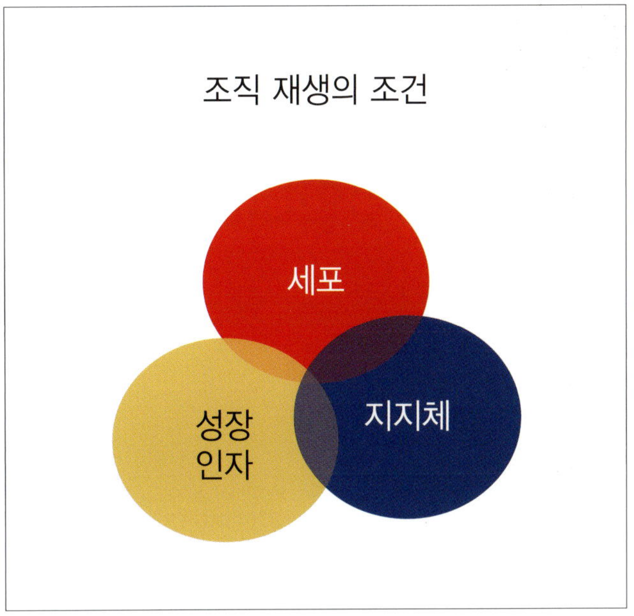

그림 31-3. 조직 재생의 조건. 조직 재생에서 필요한 조건은 (1) 세포, (2) 성장인자, (3) 지지체의 세 가지이다.

치주조직 재생의 조건

재생의 조건은 (1) 세포, (2) 성장인자, (3) 지지체이다[1] (**그림 31-3**). 세포로서는 치근막이나 간엽계줄기세포(미분화간엽세포)를 사용할 수 있다. 성장인자는 증식인자라고도 하는데 5개의 인자가 알려져 있다. 치주학 34(66쪽)를 참조하기 바란다. 지지체로서 생각되는 것이 혈병, 뼈이식재 및 GTR·GBR의 차폐막(membrane)이다.

참고문헌

1．下野正基．新編治癒の病理．東京：医歯薬出版，2011：125 - 143.

치주학 32 **치은절제와 치유**

질문

치은절제 후의 치유를 방해하는 인자는 무엇입니까? 만약 그런 인자가 있을 때 치유는 어떻게 일어납니까?

대답

치은절제 후의 치은 재생을 방해하는 인자로서 생각되는 것은 치태(내독소)와 괴사조직입니다. 치은절제 후에 이러한 인자가 국소에 존재하는 경우에는 염증성 반응과 상피 형성(치주낭 상피 및 긴 부착상피)을 볼 수 있다고 생각됩니다.

【자세한 설명과 근거(evidence)】

간접적으로 관련된 두 가지의 연구를 소개한다.

치수의 감염이 치주조직의 재생에 미치는 영향에 관한 연구

첫 번째는 치수의 감염이 치주조직(특히 상피)의 재생에 어떤 영향을 주는지를 조사한 연구이다[1]. 동물의 치수를 미리 감염시키고(감염 근관 치아: 실험군), 이 치아에 치은 피판을 형성해 치근활택술로 백악질을 제거한 후 치은 피판을 원래대로 되돌리고 치유 과정을 관찰했다. 대조군은 치수 처치를 하지 않은 생활치 상태에서 나머지 조건은 실험군과 같았다(**그림 32-1**).

실험군에서는 4주 후와 10주 후에 부착상피가 근첨부를 향해 깊이 침입하는 경향이 보이고 이 경향은 10주 후에는 더더욱 강해지고 있었다. 대조군에서는 4주 후와 10주 후에도 상피의 침입 위치는 거의 같았는데, 얕고 치관측에 있었다(**그림 32-2**).

실험 결과를 요약하면 생활치의 경우에 부착상피는 거의 근첨측으로 이동해 가지 않는다. 이에 비해 감염 근관에서는 근관 안의 염증 유발 물질(내독소 등)이 상아세관을 통해 치근 표면으로 이동했기 때문에 상피의 하방 성장이 일어났다고 생각된다[1].

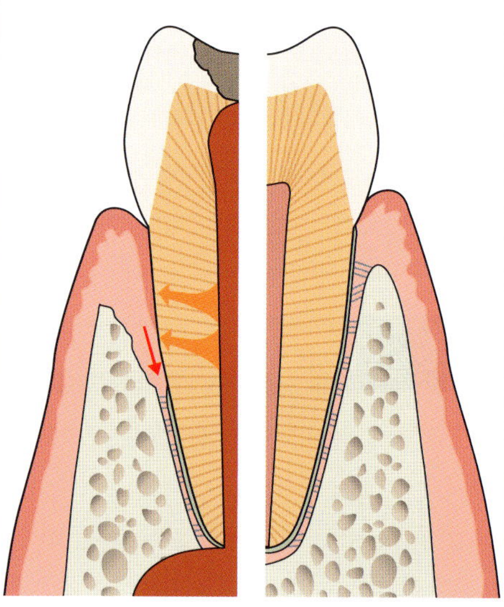

그림 32-1. 치수의 감염이 치주조직의 재생에 미치는 영향에 관한 연구(모식도). 실험쥐의 치수를 감염시켜(감염 근관 치아: 실험군) 이 치아에 치은 피판을 형성해 치근활택술로 백악질을 제거한 후 치은 피판을 원래대로 되돌리고 치유 과정을 관찰했다. 대조군은 치수 처치를 하지 않은 생활치 상태에서 치은 피판을 형성했다. *참고문헌 3에서 인용.

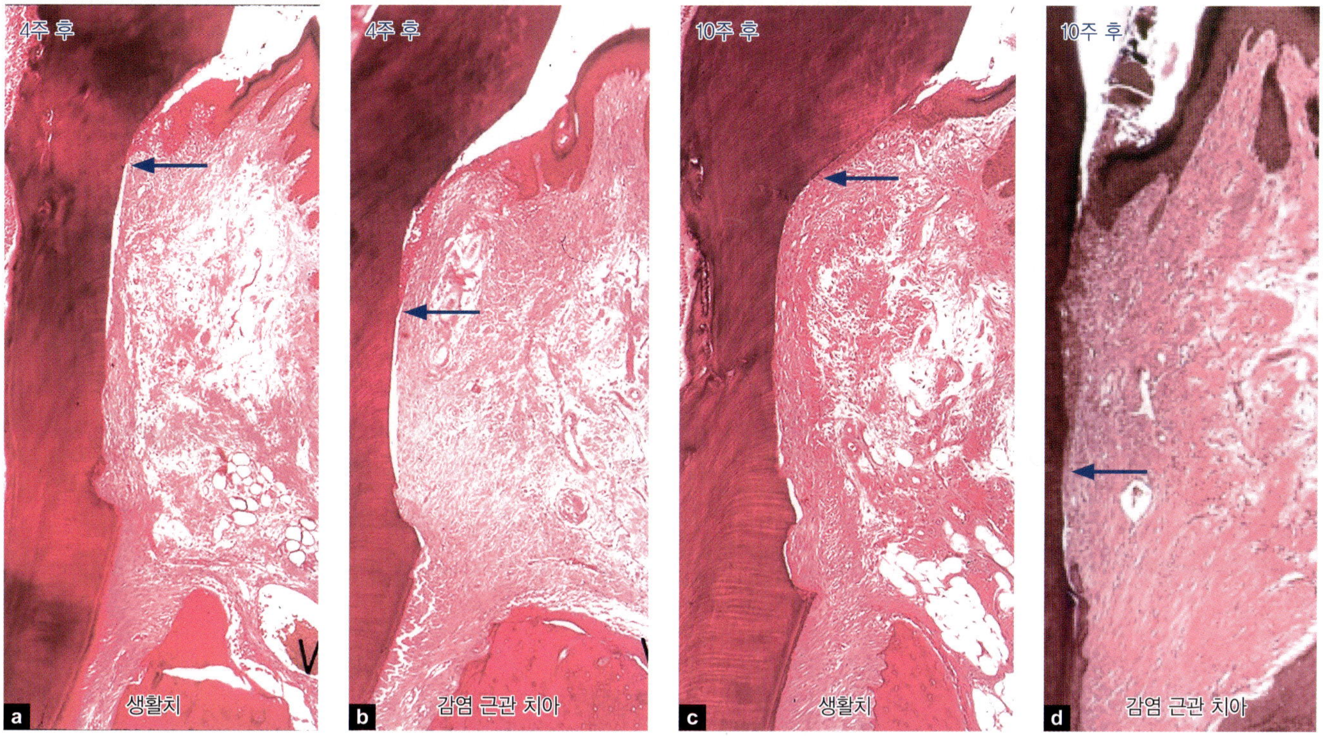

그림 32-2. 치수의 감염이 치주조직의 재생에 미치는 영향에 관한 연구(조직상, HE 염색). 4주 후는 물론 10주 후에도 실험군(감염 근관 치아; **b, d**)에서는 부착상피가 근첨부를 향해 깊이 침입하는 경향이 보인다. 이것은 근관 안의 염증 유발 물질(내독소 등)이 상아세관을 통해 치근 표면으로 이동했기 때문에 상피의 하방 성장이 일어난 것을 시사하고 있다. 한편 대조군(치수 생활치; **a, c**)에서는 부착상피가 근첨측으로 거의 이동하지 않았다. 상피의 침입 위치는 얕고 치관측에 있으며, 4주 후는 물론 10주 후에도 거의 같다. *참고문헌 1에서 인용.

상피 하방 성장의 원인은 치근면의 오염이다

이상의 결과로부터 다음과 같이 생각할 수 있다.

① 내부 환경(혈관결합조직)을 방어하기 위해 생체에는 외부 환경과의 경계에 체표의 피부, 소화관강 내면의 상피, 구강의 구강점막상피와 같이 반드시 상피조직이 갖춰져 있다.

② 이 실험에서는 감염 근관 안의 염증 유발 물질이 상아세관을 거쳐 치근 표면에 이르러 표면은 오염되어 있었다.

③ 상피는 오염된 치근 표면을 외부 환경으로 인식하고 심부에 침입했다(하방 성장).

바꿔 말하면 **상피의 하방 성장은 치근 표면의 감염(오염)으로 인해 일어난다**는 말이 된다(**그림 32-2**).

유수치와 무수치에서 치주조직 치유 기전의 차이에 관한 연구

또 하나의 연구는 "유수치와 무수치에서 치주조직(백악질, 이틀뼈, 치근막)의 치유 기전에 차이는 있는지?"를 밝힌 것이다. 실험적으로 치근상아질 와동을 형성하기 전에 미리 발수·근관충전을 하여 치주조직 재생을 유수치와 비교했다[2].

무수치에서도 유수치와 마찬가지로 이틀뼈·백악질·치근막은 재생되었지만 (1) **재생의 시기는 늦고 형성되는 정도도 낮은** 점(**그림 32-3, 32-4**), (2) **와동 상아질 및 재생 백악질의 흡수가 두드러진** 점, (3) **일반적으로 염증반응이 강한** 점 등이 유수치와 차이가 났다. 이러한 변화는 실험에 이용한 근관충전재가 수산화칼슘이었으므로 수산화칼슘의 강알칼리성에 기인했을 수 있다. 어쨌든 치수의 생사 등이 상아세관을 통해 치주조직에 이르고 있는 것으로 생각된다.

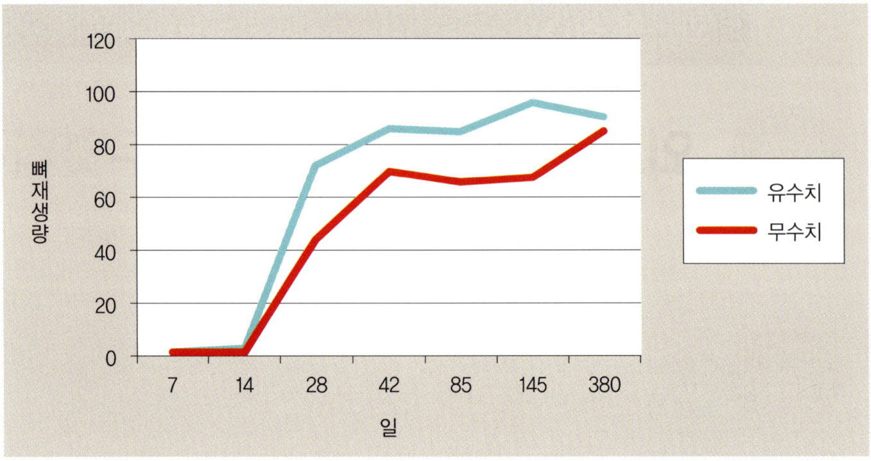

그림 32-3. 뼈의 재생. 치근 와동 안으로 뼈의 증식 침입을 나타낸 예의 비율(%). *참고문헌 2에서 변경 인용.

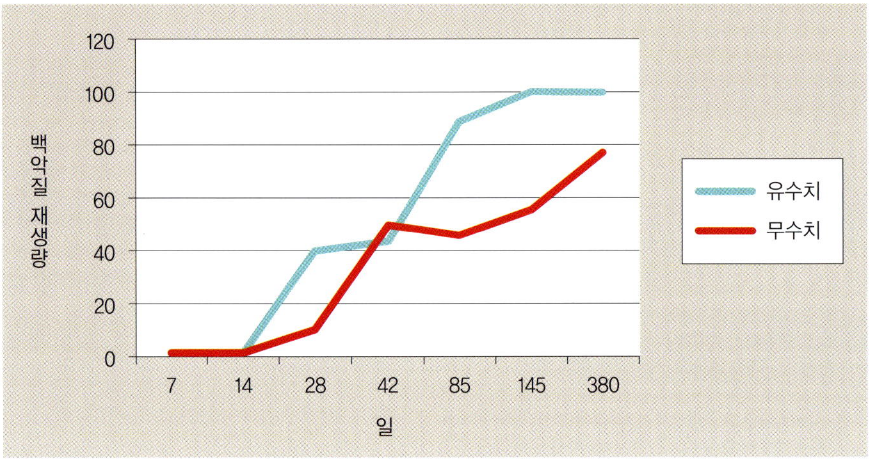

그림 32-4. 백악질의 재생. 치근 와동 2/3 이상에 백악질이 침입한 예의 비율(%). *참고문헌 2에서 변경 인용.

참고문헌

1. 長野恭輔. 感染根管が歯齦被弁手術後の創傷治癒に及ぼす影響に関する実験病理学的研究. 日本歯周病学会会誌 1986；28：546 - 577.
2. 堀田祐二. 無髄の歯根窩洞における白亜質，歯根膜および歯槽骨の再生に関する実験的研究. 歯科学報 1977；77：487 - 519.
3. 下野正基. 新編治癒の病理. 東京：医歯薬出版，2011：164 - 171.

치주학 33

외과적 침습

질문 외과적 침습의 의의는 무엇입니까?

대답 **조직 재생에서 필수적인 조건의 하나가 세포의 증식입니다. 외과적 침습을 가하면 증식하는 세포가 늘어나는 것이 최대 의의라고 할 수 있습니다.**

【자세한 설명과 근거(evidence)】

생리적으로 기능할 때의 치근막 안에서 분열 증식하는 세포는 1~4%이다. 그러나 **상해를 가하면 증식하는 세포는 6배**가 된다[1].

발거 치아에 부착하는 치근막

치아의 이식·재식에서는 '발거한 치아에 어느 정도의 치근막이 부착하는지'가 중요한 문제이다. 치과대학병원 구강외과 외래에서 발거된 치아를 포르말린에서 고정, 탈회, 포매(embedding) 후 절편을 제작하고 형태를 계측했다. 그 결과 발거 치아에는 평균 55%의 비율로 치근막이 부착되어 있는 것을 알 수 있었다[2](**표 33-1**).

표 33-1. 발거 치아에 부착하는 치근막

	발거 치아에 부착하는 치근막의 범위(%)	발거 치아에 부착하는 치근막의 양(mm²/m)
평균	55.43	6.19
표준편차	22.60	12.87
최대 지름	96.50	91.41
최소 지름	31.50	0.26
n	19	50

이러한 사실로부터 추측할 수 있는 것은 발거된 치아에는 치근막이 55%의 비율로 부착되어 있고(0.55) 발치라는 외과적 침습을 받아서 증식하는 세포는 6배로 증가해 0.55×6=3.3이므로, 부착하는 치근막은 전체적으로 약 3.3배의 증식 능력을 갖추고 있으리라 추측된다.

참고문헌

1. Gould TR, Melcher AH, Brunette DM. Location of progenitor cells in periodontal ligament of mouse molar stimulated by wounding. Anat Rec 1977 ; 188 : 133 - 142.
2. 下野正基, 井上孝. 移植・再植における歯根膜の重要性. In：下野正基, 飯島国好・編. 治癒の病理 臨床編 第３巻：歯の移植・再植. 東京：医歯薬出版, 1995：85 - 106.

치주학 34

세포증식인자

질문 세포증식에 필요한 인자는 무엇입니까?

대답 **치주조직의 재생에서는 치근막이 중요한 기능을 합니다. 치근막의 주요 세포증식인자로는 (1) 뼈유도단백(BMP), (2) 섬유아세포 성장인자(FGF), (3) 인슐린유사 성장인자(ILGF), (4) 혈소판 유래 성장인자(PDGF), (5) 형질전환 성장인자 베타(TGF-β)가 알려져 있습니다.**

【자세한 설명과 근거(evidence)】

치근막에 있는 성장인자의 기능은 다음과 같다[1].

① 뼈유도단백(BMP)은 세포분화·혈관형성을 촉진한다.

② 섬유아세포 성장인자(FGF)는 세포증식·혈관형성을 촉진하지만 세포분화를 억제한다.

③ 인슐린유사 성장인자(ILGF)는 세포증식·세포외기질 형성을 증진시킨다.

④ 혈소판 유래 성장인자(PDGF)는 세포증식·혈관형성을 높인다.

⑤ 형질전환 성장인자 베타(TGF-β)는 혈관형성·세포외기질 형성을 촉진하지만, 세포증식을 증진시키거나 억제한다(**그림 34-1**).

BMP:
Bone morphogenetic protein
뼈유도단백
FGF:
Fibroblast growth factor
섬유아세포 성장인자
ILGF:
Insulin-like growth factor
인슐린유사 성장인자
PDGF:
Platelet-derived growth factor
혈소판 유래 성장인자
TGF-β:
Transforming growth factor-β
형질전환 성장인자 베타

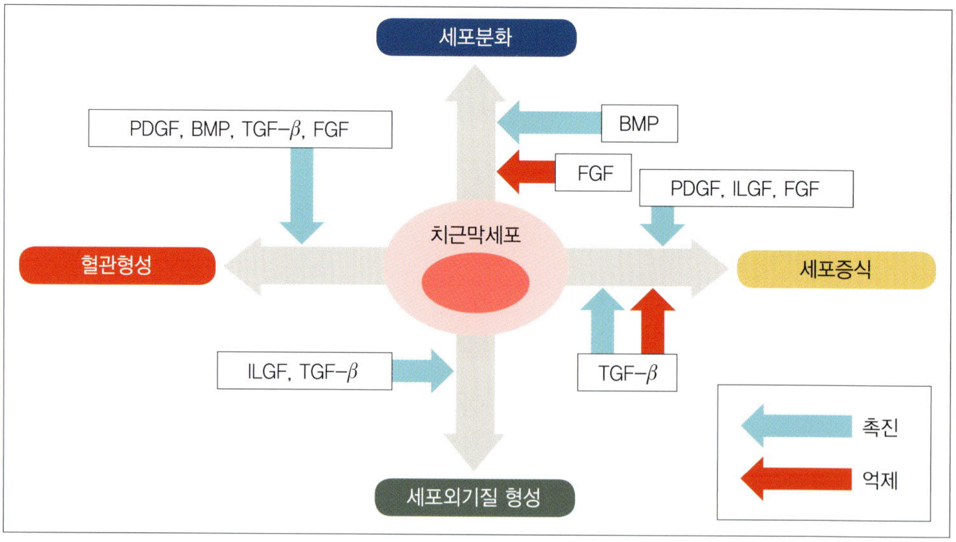

그림 34-1. 치주조직에서 성장인자와 기능. 치주조직의 재생 및 항상성 유지에 관여하는 성장인자와 분화인자. 이러한 인자는 치근막세포에 의해 생산되어 세포증식, 세포분화, 혈관형성, 세포외기질의 기능을 촉진 또는 억제한다. *참고문헌 2에서 변경 인용.

참고문헌

1. Shimono M, Ishikawa T, Ishikawa H, Matsuzaki. H, Hashimoto S, Muramatsu T, Shima K, Matsuzaka K, Inoue T. Regulatory mechanisms of periodontal regeneration. Microsc Res Tech 2003 ; 60 : 491-502.
2. 下野正基. 新編治癒の病理. 東京 : 医歯薬出版, 2011 : 143.

치주학 35

엠도게인®

질문 엠도게인®은 어디에 작용합니까?

대답 **엠도게인®은 치근막 간엽계줄기세포(미분화간엽세포)에 작용해 백악질·치근막을 재생시키므로, 결합조직성 부착에 의한 치유가 기대됩니다. 근래에는 치근막보다 상피세포에 작용해 상처치유를 촉진할 가능성이 시사되고 있습니다.**

【자세한 설명과 근거(evidence)】

엠도게인®(Emdogain®)이란 무엇인가?

엠도게인®은 어린 돼지의 치배에서 얻은 법랑기질단백(enamel matrix protein: EMP)을 정제해 동결건조하고 알길산프로필렌글리콜(propylene glycol alginate) 용액과 혼합한 것으로, 치주치료에 적용된다. 스웨덴 카롤린스카대학의 Hammarström 교수 등에 의해 개발되었다[1,2] (**그림 35-1**).

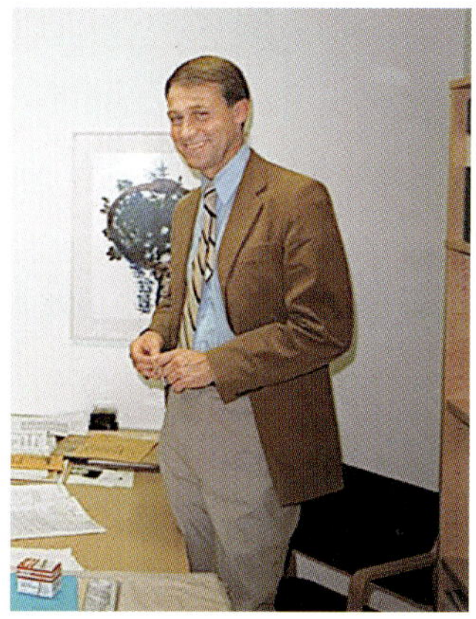

그림 35-1. L. Hammarström 교수(1983년 스웨덴 카롤린스카대학에서).

법랑기질단백

법랑기질단백은 법랑단백이라도 불리며, 약 90%는 아멜로게닌(아멜로제닌: amelogenin)이고 나머지 10%는 에나멜린(enamelin), 시슬린(sheathlin) 등이다[3](**표 35-1**).

엠도게인®에서 기대되는 작용

엠도게인®은 치근 형성기에 보이는 “Hertwig 상피초에 의해 형성된 법랑기질단백이 간엽계줄기세포에 작용하고 백악아세포로 분화해 백악질을 형성한다.”라는 현상을 치주조직 재생에 응용하는 것이다(**그림 35-2**).

엠도게인®에 기대되는 효과는 다음과 같다.

① 응집하여 불용성 피막을 형성한다.
② 백악아세포가 피막에 부착한다.
③ 샤피섬유를 매입한 무세포성 백악질을 형성한다.
④ 기능성 배열을 가진 치근막을 형성한다.
⑤ 결합조직성 부착으로 치유를 이끈다.
⑥ 상피의 증식을 억제한다[4].

엠도게인®의 효과—문헌적 고찰

엠도게인®의 실제 효과에 대한 문헌을 살펴보면 다음과 같은 것을 알 수 있다.

① 치주조직의 상처치유를 촉진해 치근막세포를 활성화한다[5].
② 부착상피의 하방 성장을 억제한다[6].
③ 치주조직의 재생을 촉진하는데 그 효과는 GTR보

표 35-1. 법랑기질단백

아멜로게닌(amelogenin)
에나멜린(enamelin)
시슬린(sheathlin)
터프트 단백(tuft protein)

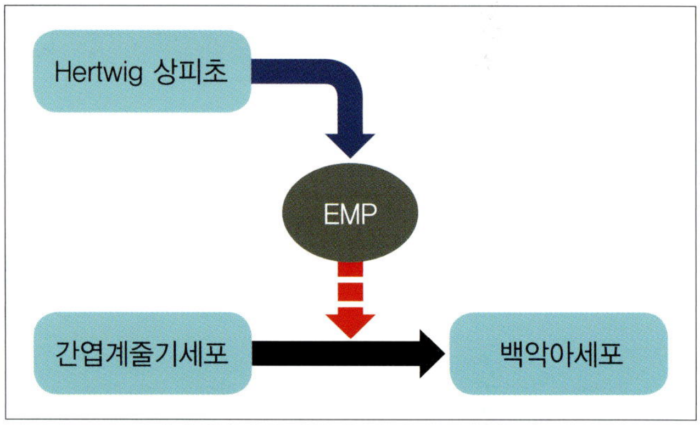

그림 35-2. 법랑기질단백의 기능을 나타내는 모식도. Hertwig 상피초는 법랑기질단백(EMP)을 형성한다. 법랑기질단백은 간엽계줄기세포에 작용해 이것을 백악아세포로 분화시켜 백악질을 형성한다.

다 높다[7].

④ 경조직을 유도할 수는 없다[8].

⑤ 상처치유를 촉진해 치주조직 형성을 촉진한다[9].

⑥ 골아세포, 상피세포, 내피세포의 증식을 촉진한다[10].

⑦ 조기에 상처를 폐쇄한다[11].

하지만 그 견해는 다양해서 일치하지 않는다.

엠도게인®의 효과(병리학적 가설)

엠도게인®의 효과는 연구나 임상 적용의 결과로부터 다음과 같이 추측할 수 있다(이것은 어디까지나 가설임).

① 엠도게인®은 **상피세포의 증식을 촉진**해 긴 부착상피를 형성한다. 이것으로 **상처가 빠르게 폐쇄되고 치유**된다(내부 환경이 유지된 것에 의함). 그 결과 통증 등의 임상적 증상이 생기지 않는다.

② 긴 부착상피에 의한 상피성 부착이 결합조직성 부착으로 치환되는 데 오랜 시간이 필요하다. 그 때문에 이틀뼈의 재생을 임상적으로 확인하는 데 몇 년이 필요하다.

③ 엠도게인®은 백악질 형성보다 **상처치유(긴 부착상피 형성)에 관여**하고 있을 가능성이 있다.

④ 돼지 치아 치배로 제작하므로 생산 로트(production lot)의 격차가 생긴다는 지적이 있다.

참고문헌

1. Hammarström L. The role of enamel matrix proteins in the development of cementum and periodontal tissues. Ciba Foun Symp 1997 ; 205 : 246 - 255.
2. Hammarström L. Enamel matrix, cementum development and regeneration. J Clin Periodontol 1997 ; 24 : 658 - 668.
3. Nanci A・編著, 川崎堅三・監訳. Ten Cate 口腔組織学, 第 6 版. 東京 : 医歯薬出版, 2006.
4. 吉江弘正, 伊藤公一, 村上伸也, 申基喆・編. 臨床歯周病学. 東京 : 医歯薬出版, 2007.
5. Hoang AM, Oates TW, Cochran DL. In vitro wound healing responses to enamel matrix derivative. J Periodontol 2000 ; 71 : 1270 - 1277.
6. Kawase T, Okuda K, Yoshie H, Burns DM. Cytostatic action of enamel matrix derivative (EMDOGAIN) on human oral squamous cell carcinoma-derived SCC25 epithelial cells. J Periodontal Res 2000 ; 35 : 291 - 300.
7. Venezia E, Goldstein M, Boyan BD, Schwartz Z. The use of enamel matrix derivative in the treatment of periodontal defects: a literature review and meta-analysis. Crit Rev Oral Biol Med 2004 ; 15 : 382 - 402.
8. Koike Y, Murakami S, Matsuzaka K, Inoue T. The effect of Emdogain on ectopic bone formation in tubes of rat demineralized dentin matrix. J Periodontal Res 2005 ; 40 : 385 - 394.
9. Bosshardt DD. Biological mediators and periodontal regeneration: a review of enamel matrix proteins at the cellular and molecular levels. J Clin Periodontol 2008 ; 35(8 Suppl) : 8 - 105.
10. Qu Z, Laky M, Ulm C, Matejka M, Dard M, Andrukhov O, Rausch-fan X. Effect of Emdogain on proliferation and migration of different periodontal tissue-associated cells. Oral Surg Oral Med Oral Pathol Oral Radiol Endod 2010 ; 109 : 924 - 931.
11. Al-Hezaimi K, Al-Askar M, Al-Fahad H, Al-Rasheed A, Al-Sourani N, Griffin T, O'Neill R, Javed F. Effect of enamel matrix derivative protein on the healing of standardized epithelial wounds: a histomorphometric analysis in vivo. Int Wound J 2012 ; 9 : 436 - 441.

치주학 36 Creeping attachment

질문 치은의 creeping은 긴 상피성 부착이 결합조직성 부착으로 치환하는 것을 의미합니까?

대답 **긴 상피성 부착이 결합조직성 부착으로 치환하는 것은 creeping attachment가 일어날 때의 중요한 요소이지만 이것만으로 치은의 creeping이 일어난다고는 할 수 없을 것입니다.**

【자세한 설명과 근거(evidence)】

Creeping attachment란 치은연이 서서히 치관측으로 이동하는 것으로 유리치은 이식, 치주소파술 등의 술후에 볼 수 있다. Creeping attachment의 'creep'은 '긴다'라는 의미이다.

Creeping attachment가 일어나기 위해서는 다음의 세 가지 조건이 갖추어질 필요가 있다고 생각된다[1,2].

① 긴 부착상피의 단축

② 치조상 섬유군 중에서 환상·반환상 섬유의 증가, 해먹 모양의 끌어 올림(**그림 36-1**)

③ 치은조직 안의 섬유아세포가 근섬유아세포(액틴 풍부 세포)일 것

a. 긴 부착상피의 단축에 대해서는 '치주학 27(상피성 부착 ①)—상피성 부착에서 결합조직성 부착으로의 치환이 일어날 수 있습니까?'(54쪽)를 참조하기 바란다.

b. 해먹 모양의 끌어 올림에는 치은의 치조상 섬유군 중에서 환상·반환상 섬유의 기능이 중요하다고 생각된다. 이 섬유들은 치아와는 접착해 있지 않고, 치아를 둘러싸도록 분포하고 있는 치은의 콜라겐섬유 다발이다.

Creeping의 에너지는 치은 콜라겐섬유의 대사 또는 근섬유아세포에 의해 만들어진다고 생각된다. 근섬유아세포는 풍부한 액틴필라멘트를 가지므로 이것에 의해 섬유다발이 끌려가 치은 결합조직이 수축한다고 시사되고 있다.

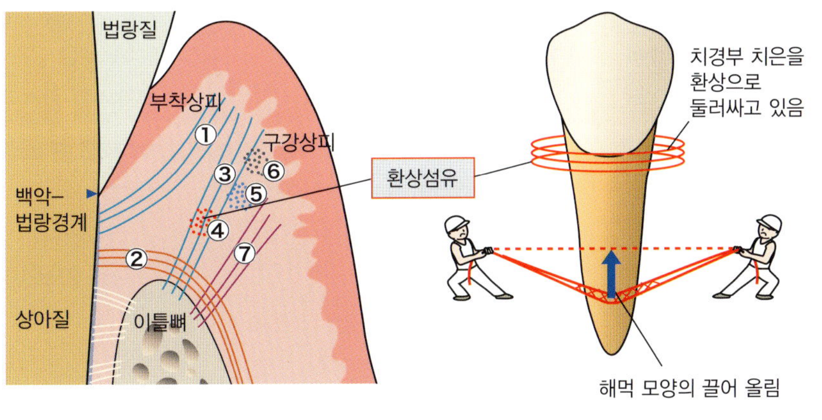

그림 36-1. Creeping attachment와 환상·반환상 섬유.
a: 치조상 섬유군. ① 치아-치은섬유, ② 치아-뼈막섬유, ③ 치조-치은섬유, ④ 환상·반환상 섬유, ⑤ 치은 사이 섬유, ⑥ 유두 사이 섬유, ⑦ 뼈막-치은섬유
b: Creeping attachment가 일어나기 위해서는 치조상 섬유군 중에서 환상·반환상 섬유가 해먹 모양으로 끌어 올려지는 것이 필요하다.

참고문헌

1. 金子至, 下野正基. デンタルハイジーン別冊　歯肉を読み解く. 東京：医歯薬出版, 2014：34 - 35.
2. 下野正基. 新編治癒の病理. 東京：医歯薬出版, 2011：173.

치주학 37

치은퇴축

질문 치은퇴축은 왜 일어납니까?

대답 치은퇴축은 (1) 치주염, (2) 교정치료, (3) 열개·개창, (4) 부적절한 칫솔질 등에 의해 일어납니다.

【자세한 설명과 근거(evidence)】

치은퇴축의 원인으로는 (1) 치주염에 의한 이틀뼈흡수, (2) 교정치료, (3) 열개·개창, (4) 부적절한 칫솔질, (5) 치아의 위치이상, (6) 소대의 위치이상, (7) 교합성 외상을 들 수 있다.

그중에서 열개(dehiscence)란 치근이 있는 부분이 뼈로 완전히 덮이지 않은 상태를 말한다. 하악 치아의 약 14%에 보인다(**그림 37–1**).

개창(fenestration)은 창이 열려 있는 것처럼 치근이 뼈로 덮이지 않은 상태를 의미한다. 손상을 입지 않은 이틀뼈 정상보다 근첨 가까이에 발생하고 협측에 호발한다(17~20%의 빈도)[1,3](**그림 37–2**).

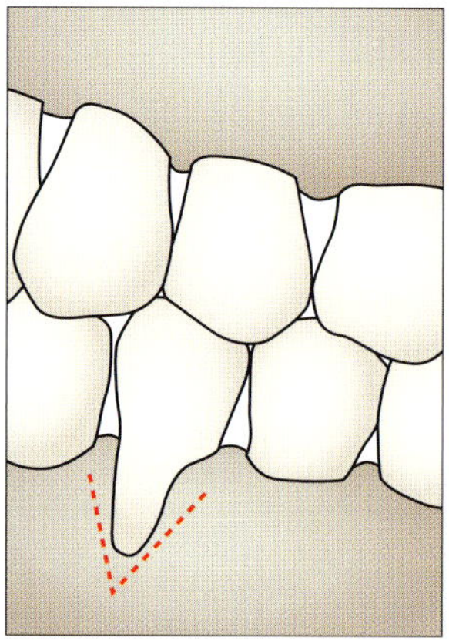

그림 37–1. 치근 순측에서 뼈로 덮이는 것이 불충분한 상태를 '열개'라 한다.

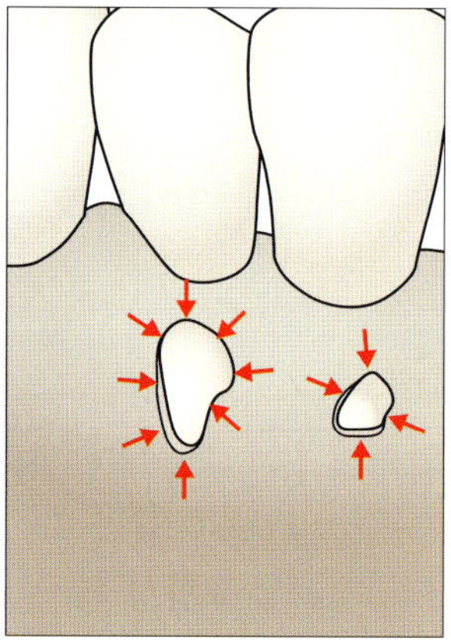

그림 37–2. '개창'은 치근이 뼈로 완전히 덮이지 않은 상태로, 손상을 입지 않은 이틀뼈 정상보다 근첨측에 일어난다.

치은퇴축의 분류

Miller의 치은퇴축의 분류는 다음과 같다[2].

Class 1

점막–치은경계에 도달하지 않는 퇴축으로 치간부 연조직·뼈의 상실 없음, 치근면 피복 가능

Class 2

점막–치은경계에 이르는 또는 넘은 퇴축으로 치간부 연조직·뼈의 상실 없음, 치근면 피복 가능

Class 3

점막–치은경계에 도달하지 않는 퇴축으로 연조직·뼈에 근소한 상실 있음, **부분적인 치근면 피복만 기대할 수 있음**

Class 4

점막–치은경계에 이르는 또는 이를 넘은 퇴축으로 연조직·뼈에 현저한 상실 있음, **치근면 피복은 기대할 수 없음**

참고문헌

1. 吉江弘正, 伊藤公一, 村上伸也, 申基喆・編. 臨床歯周病学. 東京：医歯薬出版, 2007：152 - 153.
2. Miller PD Jr. A classification of marginal tissue recession. Int J Periodontics Restorative Dent 1985；5：8 - 13.
3. 下野正基, 山村武夫, 雨宮璋, 二階宏昌・訳. シュレーダー歯周組織. 東京：医歯薬出版, 1989：156 - 157.

치주학 38

백악질 박리

질문 백악질 박리는 어디에서 일어납니까?

대답 **임상적으로 백악질 박리가 호발하는 부위는 절치의 근심측에서 치근 중앙 1/3 및 근첨 1/3입니다. 조직학적으로는 백악질 박리의 약 78%가 백악-상아경계에서 일어납니다.**

【자세한 설명과 근거(evidence)】

백악질 박리의 임상적 특징

백악질 박리는 60세 이상(73.2%)의 남성(77.5%)에게 많이 보인다. 호발 부위는 상악 및 하악의 절치(76.0%)이다.

백악질 박리가 강하게 의심되는 것은 (1) **종창(농양의 형성)**, (2) **깊고 좁은 치주낭**, (3) **뼈흡수**, (4) **고령자 남성의 절치**, (5) **교합성 외상·clenching과 관련하는 것**이다[1,2].

백악질 박리와 감별해야 하는 질환으로 수직성 치근파절이 있다. 치근파절의 치료는 발치밖에 없지만, 박리된 백악질은 외과적으로 제거할 수 있으므로 반드시 발치할 필요는 없다. 그러기 위해서는 둘 사이를 빨리 감별진단해야 한다. 감별진단의 요점은 **표 38-1**과 같다[1].

백악질 박리와 불완전한 근관치료와의 관련을 지적하는 보고도 있다[3]. 실활치의 근첨부를 현미경으로 관찰하면 작은 균열이 보이고 그 안에서 세균 덩어리를 만들고 있는 것이 밝혀졌다[4]. 이러한 미세 균열이 계기가 되어 백악질 박리가 발생하고 있을 가능성이 있다.

표 38-1. 백악질 박리와 수직성 치근파절의 감별

	백악질 박리	수직성 치근파절
생활치/실활치	생활치에 많음 (약 65%)	실활치에 많음 (약 88%)
호발 부위	절치 (약 76%)	구치 (약 83%)
호발 나이	60세 이상 (약 73%)	40~60세 (약 55%)

백악질 박리의 부위

발생기에는 상아질의 표면에 백악질이 형성되고 그 후 나이가 들어감에 따라 중층 첨가가 계속된다. 백악질 박리는 조직학적으로는 백악질과 상아질의 경계부에 발생하는데, 백악-상아경계는 백악질과 상아질의 기질섬유가 얽혀 석회화하고 있고 산성 다당을 포함하고 있는 부분이다. 구조적으로 약한 이유의 하나로서 이러한 백악-상아경계의 특성을 생각할 수 있고 이로 인해 백악질 박리를 일으킨다고 시사되고 있다[5,6].

생리적인 상태에서는 연속적으로 첨가되는 백악질끼리의 결합보다 백악-상아경계에서 백악질과 상아질의 결합이 약하다고 생각된다. 또한 나이, 외상, 교합에 의한 하중 부담, 대량의 백악질 첨가, 치주염 등이 백악-상아경계의 균열이나 백악질 괴사를 일으키고 백악질 박리를 초래한다고 생각된다[1,2,7].

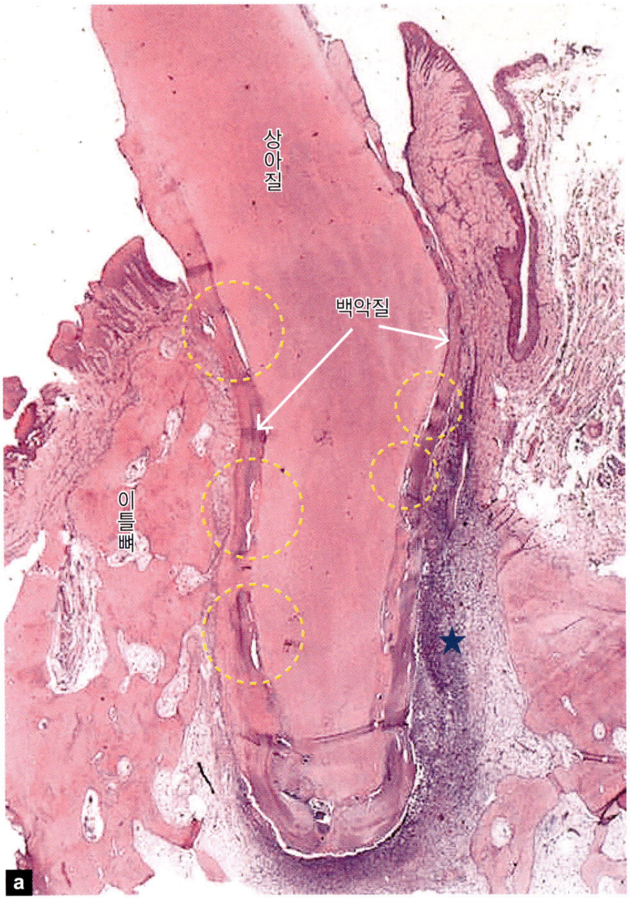

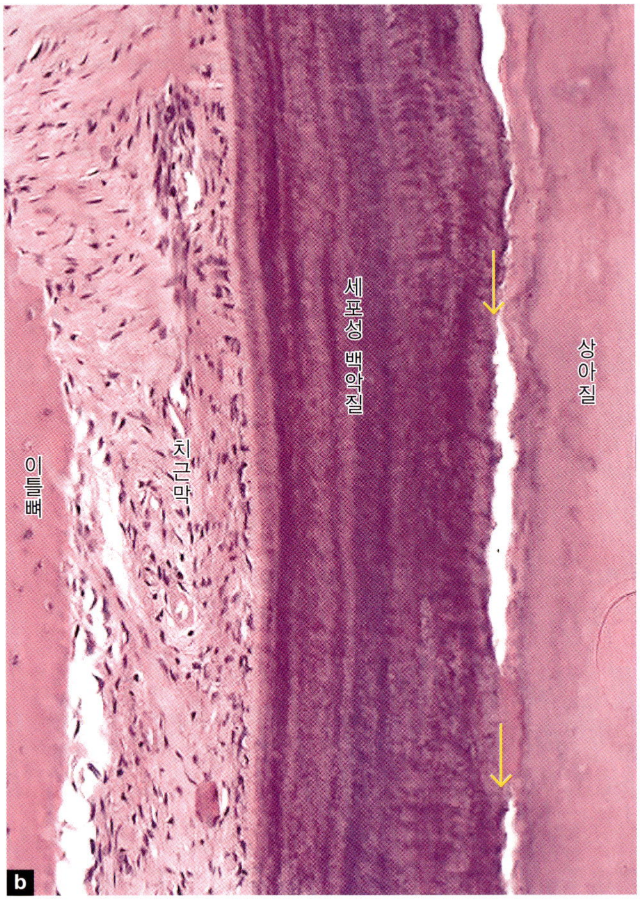

그림 38-1. 백악질 박리를 보이는 조직상.
a: 저배율 확대. 치근 표면에는 두꺼운 백악질이 첨가되어 있고 그 외측에는 상피의 증식을 동반한 염증성 육아조직이 보인다(★). 백악-상아경계에 다수의 균열이 보인다(노란색 점선의 원).
b: 고배율 확대. 백악질의 박리는 백악-상아경계 부분에서 일어나고 있다(노란색 화살표).
*참고문헌 2에서 인용.

그림 38-1은 치주염이 근첨부까지 퍼진 증례의 병리조직 사진이다. 백악질의 비후 및 박리를 나타내는 작은 균열이 다수 관찰된다. 이러한 조건에서는 백악질 박리가 어느 부분에서 발생해도 이상하지 않은데, 이 작은 균열이 점차 커져 백악질 박리를 일으킨다고 생각된다. 백악질 박리에 대한 가장 좋은 처치법은 아직 알려지지 않았지만[1], 현시점에서 추천되는 방법은 **박리된 백악질 조각을 제거**하는 것이다.

참고문헌

1. Lin H-J, Chan C-P, Yang C-Y, Wu C-T, Tsai Y-L, Huang C-C, Yang K-D, Lin C-C, Chang S-H, Jeng J-H. Cemental tear : Clinical charecteristics and its predisposing factors. J Endod 2011 ; 37 : 611 - 618.
2. 下野正基. 病理の立場からセメント質剥離を考える. the Quintessence 2017 ; 36(11) : 48 - 65.
3. Chou J, Rawal YB, O'Neil JR, Tatakis DN. Cementodentinal tear ; a case report with 7-year follow-up. J Periodontol 2004 ; 75 : 1708 - 1713.
4. Ricucci D, Siqueira JF Jr. Endodontology. An integrated biological and clinical view. London : Quintessence Publishing 2013 : 342 - 343.
5. Lin H-J, Chang S-H, Chang M-C, Tsai Y-L, Chiang C-P, Chan C-P, Jeng J-H. Clinical fracture site, morphologica and histopathologic characteristics of cemental tear : Role in endodontic lesions. J Endod 2012 ; 38 : 1058 - 1062.
6. Watanabe C, Watanabe Y, Miyauchi M, Fujita M, Watanabe Y. Multiple cemental tears. Oral Maxillofac Pathol 2012 ; 114 : 365 - 372.
7. 金子至, 下野正基. デンタルハイジーン別冊　歯肉を読み解く. 東京 : 医歯薬出版, 2014 : 104.

치주학 39

치근단 골화 이형성증

질문 근첨병변과 같은 방사선투과상과 경조직에 유사한 불투과상이 뒤섞여 있는 증례를 보기 드물게 경험하는데 이러한 치근단의 병변은 도대체 무엇입니까? (그림 39-1)

대답 **치근단 골화 이형성증(근첨성 백악질 이형성증)으로 생각됩니다.**

【자세한 설명과 근거(evidence)】

치근단 골화 이형성증 또는 **근첨성 백악질 이형성증**은 생활치의 근첨부에 백악질 또는 뼈와 같은 경조직 형성을 동반하는 섬유성 결합조직의 국한성 형성 과다를 나타내는 병변이다(**그림 39-1**).

하악 전치부가 호발 부위이고 30~50대의 여성에게 호발한다. 임상적으로 무증상이어서 방사선 진단으로 우연히 발견되는 경우가 많은 것도 특징이다. 병변은 보통 지름 1cm를 넘는 일이 없다[1].

초기에는 근첨부의 섬유성 결합조직이 과다형성되기 때문에 공 모양의 방사선투과상을 나타내지만, 시간이 흐르면 경조직 형성 때문에 불투과상이 뒤섞이게 된다(**그림 39-2a~e**).

임상적으로 중요한 것은 **"2차 감염을 동반하지 않는 한 치료는 필요 없다."**라는 것으로 확실하게 경과를 관찰하는 것이다[1]. **그림 39-2a~e**에 제시한 방사선사진은 24년의 경과를 관찰한 증례이다. 아무런 처치를 하지 않았지만 24년 후에는 병변이 사라지고 있다.

병리조직학적으로는 섬유성 결합조직 안에 뼈 또는 백악질과 유사한 경조직이 덩어리 모양 또는 해면뼈 모양으로 형성되어 있다[1](**그림 39-3a, b**). 또한 병변이 여러 치아의 근첨부에 퍼져 보이는 것으로부터 개화성 백악질 이형성증(florid cemental dysplasia)으로 진단해도 모순은 아니라고 할 수 있다.

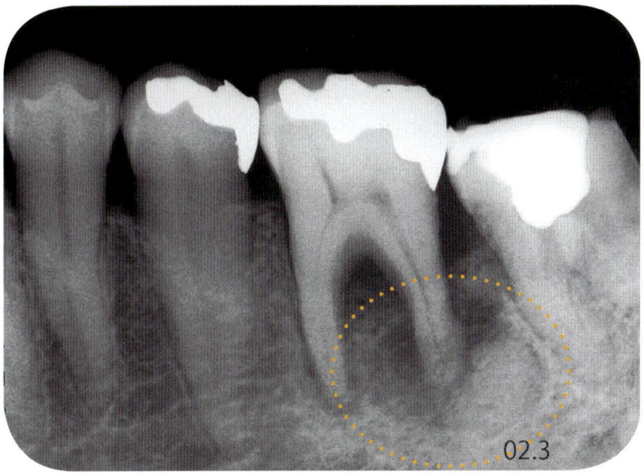

그림 39-1. #36 원심 치근의 병변을 보이는 방사선사진. 근첨부에 방사선투과상이 보이고, 그 안에 공 모양의 방사선불투과상을 볼 수 있다(노란색 점선의 원으로 둘러싸인 부분). *사진 제공: Takaoka Ryuichi(鷹岡竜一) 선생님(도쿄도 개업).

참고문헌

1. 下野正基, 高田隆・編：新口腔病理学. 東京：医歯薬出版, 2008：228 - 230.

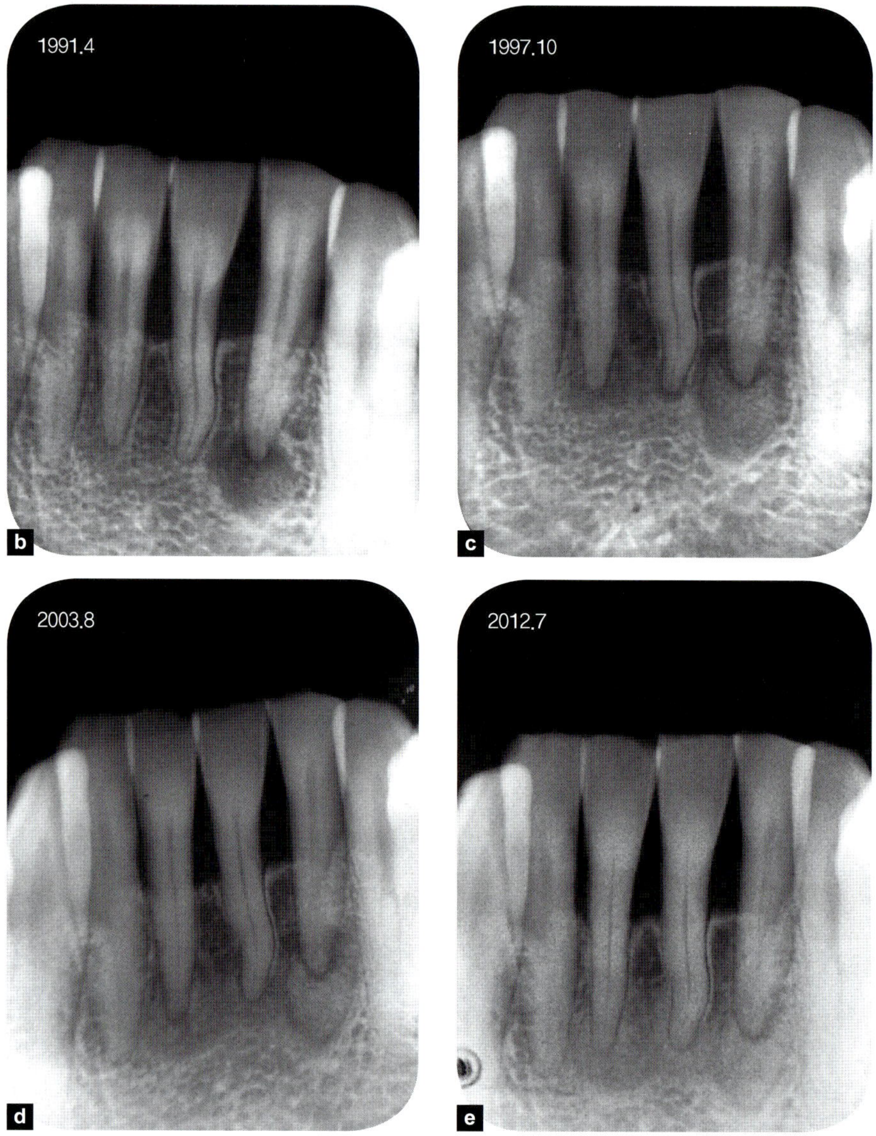

그림 39-2. 초진 때 #32의 근첨부에 공 모양의 방사선투과상이 발견되었다(**a**). 아무런 처치를 하지 않고 경과를 관찰하자 3년 후에는 병변이 확대해 일부에서 불투과상을 나타내게 되었다(**b**). 9년 후에 투과상과 불투과상이 뒤섞인 병변은 인접하는 #31, #41에도 퍼지고 있다(**c**). 15년 후는 #42로 퍼지고(**d**), 24년 후가 되자 병변 부위는 한결같이 방사선불투과상을 보여 소실한 것처럼 보인다(**e**). *사진 제공: Kitagawara Takeshi(北川原 健) 선생님(나가노시 개업).

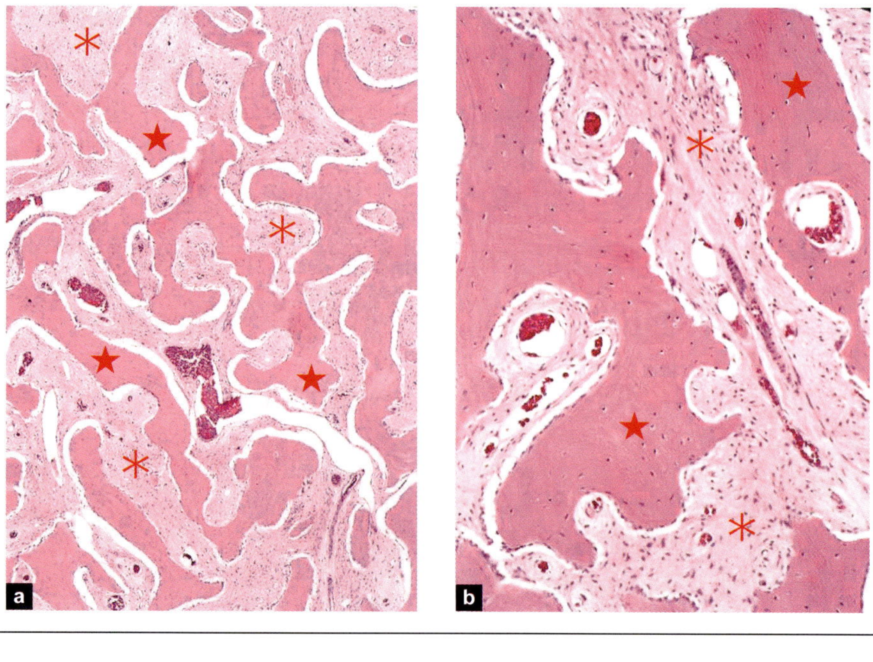

그림 39-3. 치근단 골화 이형성증의 조직상. 섬유성 결합조직(*) 안에 뼈 또는 백악질과 유사한 경조직(★)이 덩어리 모양 또는 해면뼈 모양으로 형성되어 있다.

치주학 40

뼈융기와 가공치

질문 가공치 아래의 뼈형성 과다는 왜 일어납니까?

대답 가공치 아래의 뼈형성 과다(그림 40-1)는 피에조 전류가 관계되어 있기 때문이라고 생각됩니다.

【자세한 설명과 근거(evidence)】

피에조 전류(Piezoelectric current)

치밀뼈가 기계적인 힘으로 인해 변형하면 뼈 안의 결정이 일그러진다. 이 일그러짐에 의해 생물 전위가 변화해 발생하는 전류를 **피에조 전류**라고 한다.

뼈를 전기자극하면 음극(−) 주변에 뼈형성이 촉진되는 것과 활성이 높은 세포는 음의 전위를 가지는 것 등으로부터 피에조 전류가 골아세포의 활성에 영향을 준다고 여겨지고 있다[1].

피에조 전류와 뼈형성(가설)

일그러짐을 받으면 뼈 표면에 (+)와 (−)의 전극이 생긴다. (−)의 전하는 뼈막 안의 골아세포를 활성화해 뼈가 형성된다. 응력이 치근막을 거치거나(브리지) 직접 뼈에 전해져도(임플란트) 피에조 전류는 발생한다고 생각된다[1](**그림 40-2**).

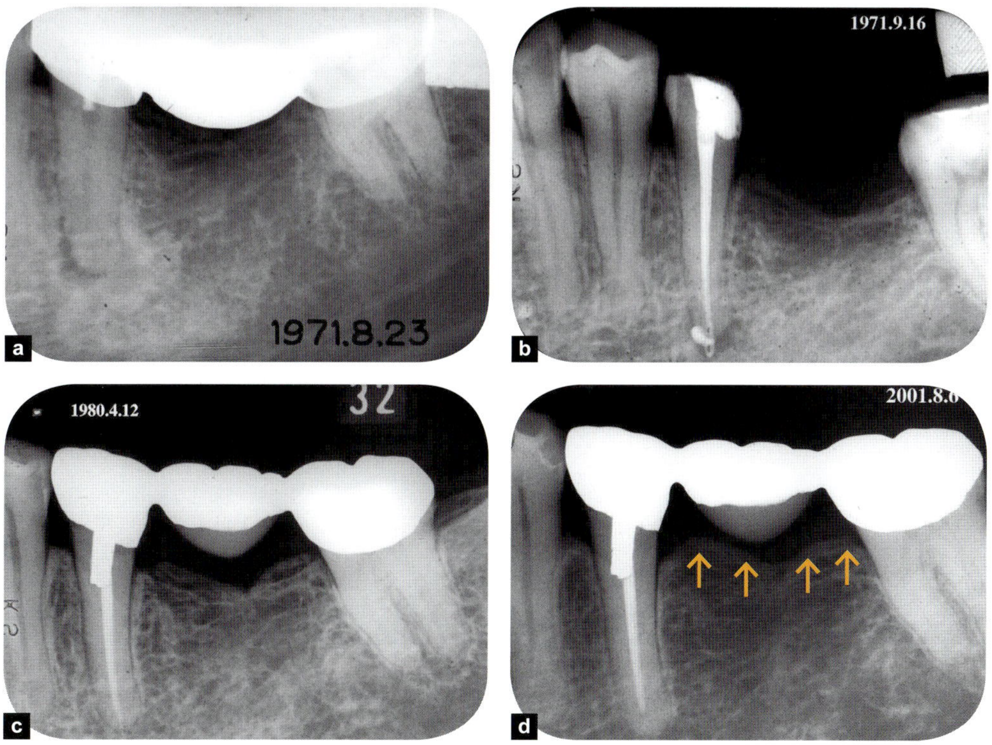

그림 40-1. 브리지 가공치 아래에서 뼈형성 과다를 보이는 방사선사진. 노란색 화살표는 뼈형성을 나타낸다. *사진 제공: Kitagawara Takeshi(北川原 健) 선생님(나가노시 개업).

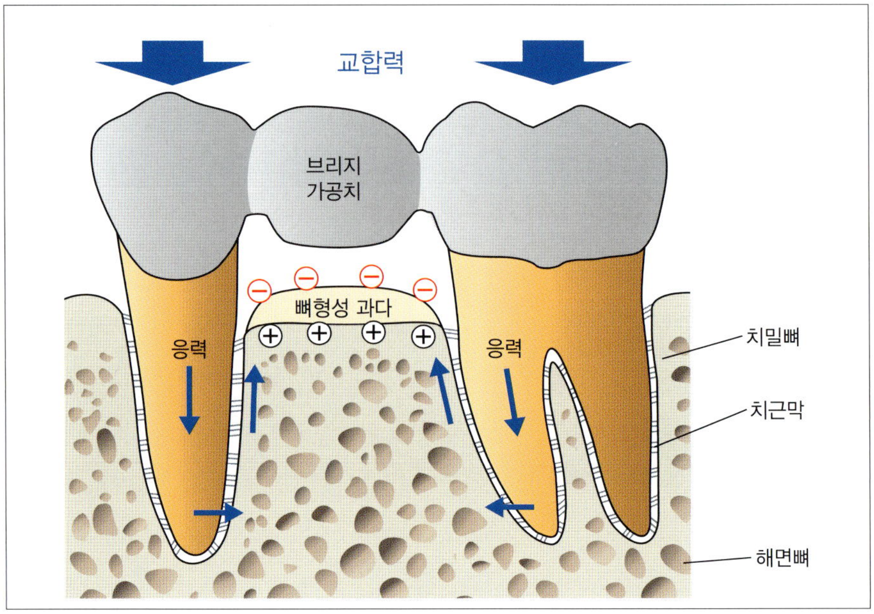

그림 40-2. 브리지 가공치 아래 뼈형성 과다의 기전(가설). 지대치에 교합압이 가해지면 힘은 치근막을 통해 이틀뼈의 치밀뼈에 전해진다. 힘으로 인해 뼈조직이 약간 일그러짐을 받으면 뼈 표면에 (+)와 (−)의 전극이 발생한다. (−)의 전하는 뼈막 안의 골아세포를 활성화하므로 뼈가 형성된다.

표 40-1. 경화성 골(뼈막·골수)염의 분류. 치수 유래와 교합 유래로 나뉜다.

	치수 유래	교합 유래
임상 증상	무증상	
방사선불투과상	근첨부, 국소성	이틀뼈, 미만성
원인	경도 염증 (오랜 기간의 치수 병변)	교합압 (피에조 전류)
뼈형성 과다 기전	뼈막 반응	
처치	특별한 처치 필요 없음, 경과 관찰	

전류가 뼈형성을 촉진시키는 것은 토끼나 양을 사용한 실험에서도 증명되었다[2,3].

또한 정형외과나 재활 영역에서도 골절의 치유 과정에서 조속한 뼈형성을 목적으로 피에조 전류가 응용되고 있다. 임플란트 주위 뼈에서도 같은 변화를 볼 수 있다(94쪽 임플란트학 07 참조).

경화성 골(뼈막·골수)염

이틀뼈의 국소적 뼈형성은 병리학적으로는 경화성 골(뼈막·골수)염으로 진단되는 일이 있다. 그 원인은 **치수 유래**의 경도 염증으로 간주되어 왔는데, 여기에 **교합 유래**의 피에조 전류에 의한 경화성 골(뼈막·골수)염이 더해진다. 둘의 차이는 **표 40-1**과 같다.

참고문헌

1. 下野正基. 新編治癒の病理. 東京：医歯薬出版, 2011：166.
2. Goh JC, Bose K, Kang YK, Nugroho B. Effects of electrical stimulation on the biomechanical properties of fracture healing in rabbits. Clin Orthop Relat Res 1988；233：268 - 273.
3. Dergin G, Akta M, Gürsoy B, Devecioglu Y, Kürkçü M, Benlidayi E. Direct current electric stimulation in implant osseointegration: an experimental animal study with sheep. J Oral Implantol 2013；39：671 - 679.

치주학 41

치주조직 재생과 상처치유 ①

질문

상처의 '치유'와 조직의 '재생'은 어떤 관련이 있습니까?

대답

'치유'란 상해가 회복된 포괄적인 조직의 상태를 말합니다. '재생'은 손실된 조직이 같은 세포의 증식을 통해 원래의 상태로 회복되는 것을 의미합니다.

【자세한 설명과 근거(evidence)】

상처의 **'치유'**는 '조직의 손상 → 염증 → 괴사조직·이물의 배제 → 수복'이라는 연속적인 과정을 거쳐 외관상 손상을 입은 조직이 보충되고 기능장애가 제거되었을 때 끝나는 것이다.

'재생'은 조직 손상의 원인과는 관계없이 손실된 조직이 인접의 살아 있는 세포의 증식으로 완전히 원래의 상태로 회복되는 것을 말한다. '재생'은 세포를 지지하고 있는 틀은 상해를 입지 않고, 세포만이 죽어 사라진 후에 같은 종류의 세포가 분열해 사라진 자국을 메우는 마이크로 레벨에서 일어나는 현상을 의미한다.

'수복'은 불완전한 재생으로 육아조직이 다양한 조직으로 치환되는 것을 보이므로 **치환**에 의한 치유라고도 한다[1] (**그림 41-1**).

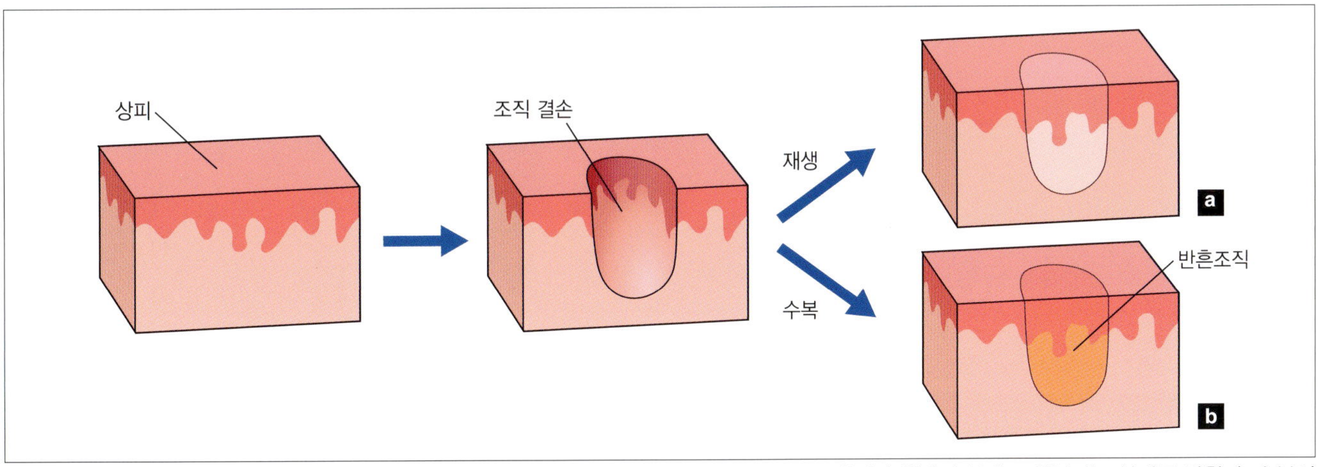

그림 41-1. 재생과 수복을 보이는 모식도. 재생이란 조직 결손이 원래의 세포와 같은 세포로 완전히 원래의 상태로 회복되는 상태를 말한다. 수복이란 조직 결손의 일부가 다른 조직으로 치환되어 치유되는 것을 말한다. **a:** 재생, **b:** 수복. *참고문헌 2에서 변경 인용.

참고문헌

1. 下野正基．歯科治療に伴う治癒の病理．In：下野正基，髙田隆・編，新口腔病理学．東京：医歯薬出版，2008：104－128．
2. 下野正基．やさしい治癒のしくみとはたらき．東京：医歯薬出版，2013：97．

치주학 42

치주조직 재생과 상처치유 ②

질문 간엽계줄기세포는 어디에서 옵니까?

대답 **간엽계줄기세포는 배아줄기세포로부터 분화해 치수나 치주조직 등 성인의 구강악안면 영역에 있습니다.**

【자세한 설명과 근거(evidence)】

간엽계줄기세포란?

자기 복제·분화할 수 있는 미분화세포의 집단을 줄기세포라고 하며 전능성 줄기세포, 다능성 줄기세포, 복능성 줄기세포로 분류된다. **전능성 줄기세포**는 모든 세포로 분화할 수 있고 수정란이 그 좋은 예이다. **다능성 줄기세포**는 3개의 배엽(내배엽, 중배엽, 외배엽) 어느 쪽으로도 분화하는 능력이 있는 세포로 배아줄기세포가 여기에 해당한다(**그림 42-1**).

복능성 줄기세포는 성체줄기세포(체성줄기세포)라 불리는 세포로 분화 능력은 더 한정되어 있다. 성체줄기세포는 배아줄기세포로부터 분화해 조혈줄기세포, 상피줄기세포, 신경줄기세포, 간줄기세포, 간엽계줄기세포 등으로서 성인에게 보인다(**그림 42-2**). 또한 간엽계줄기세포는 뼈, 연골, 지방, 결합조직간질, 근육, 건 등으로 분화하는 능력을 갖추고 있다.

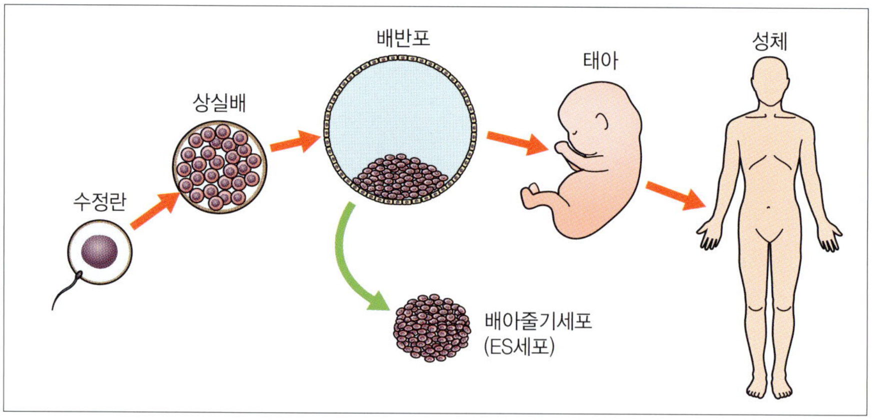

그림 42-1. 배아줄기세포(embryonic stem sell: ES세포). 수정란이 2분할, 4분할, 8분할로 분열해 수가 늘어나는데 대략 16~32개의 세포가 모인 상태가 상실배이다. 약 5일 후에는 착상 전의 상태까지 세포가 늘어나는데 이것을 배반포라 한다. 배반포의 내부 세포 덩어리를 구성하고 있는 것이 배아줄기세포이다.

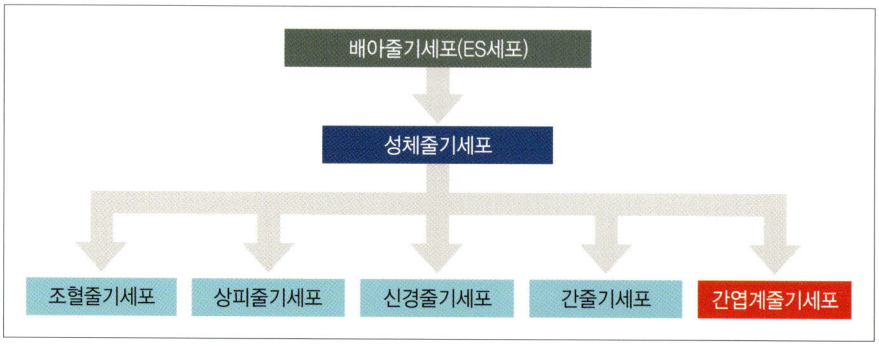

그림 42-2. 간엽계줄기세포. '성체줄기세포'는 '배아줄기세포'로부터 분화하고 조혈줄기세포, 상피줄기세포, 신경줄기세포, 간줄기세포, 간엽계줄기세포 등으로서 성인에게 보인다. 간엽계줄기세포는 간엽계 유래 조직의 세포로 분화하는 능력이 있어 뼈, 연골, 지방, 결합조직간질, 근육, 건 등으로 분화한다.

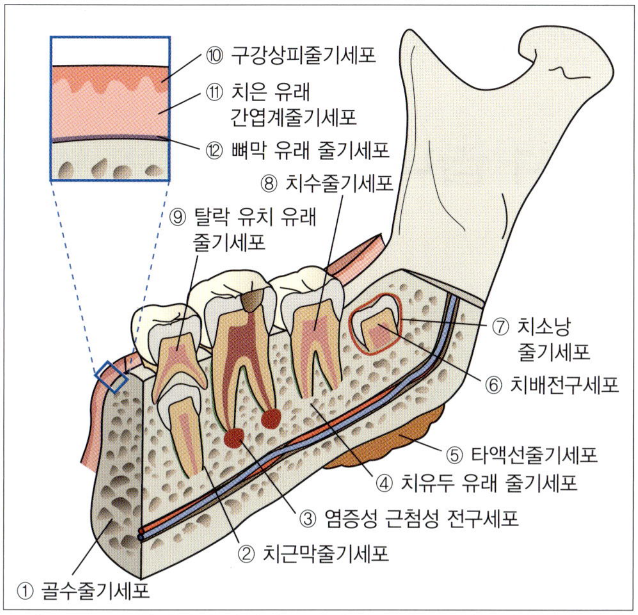

그림 42-3. 구강악안면 영역의 줄기세포. *참고문헌 6에서 변경 인용.

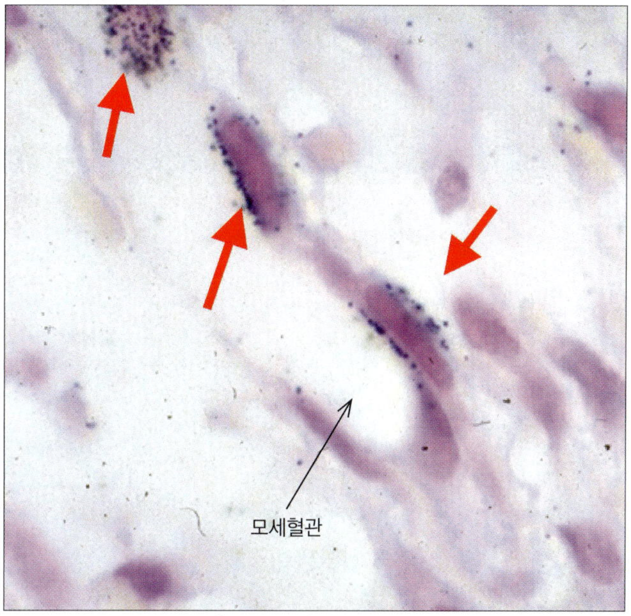

그림 42-4. 3H-티미딘(thymidine)으로 표지된 치근막줄기세포. 실험적으로 외과적 침습을 가하고 1일 후의 개의 치근막. 3H-티미딘으로 표지된 세포(빨간색 화살표)가 모세혈관 주변에 보인다. 표시된 부분은 '치근막줄기세포'(과거에는 미분화 간엽세포라고 불렀음)로 생각된다.

출생 후 구강안면 영역의 조직·기관에는 각각 특징적인 줄기세포가 있고 그 대부분이 간엽계줄기세포이다[1-4].

구강 영역의 조직줄기세포

구강 영역의 조직에 있는 성체줄기세포에는 치유두 유래 줄기세포, 염증성 근첨성 전구세포, 치소낭줄기세포, 치수줄기세포, 치근막줄기세포, 골수줄기세포, 치배전구세포, 타액선줄기세포, 탈락 유치 유래 줄기세포, 구강상피줄기세포, 치은 유래 간엽계줄기세포, 뼈막 유래 줄기세포 등이 있다[1-5](**그림 42-3**).

치주조직 재생에는 각각의 조직에 존재하고 있던 치근막줄기세포(**그림 42-4**), 뼈막 유래 줄기세포, 골수줄기세포 및 치소낭줄기세포 등이 관여한다고 생각된다.

치수의 재생에는 치유두 유래 줄기세포나 치수줄기세포가 관여하는 것으로 추측할 수 있다(**그림 42-5**).

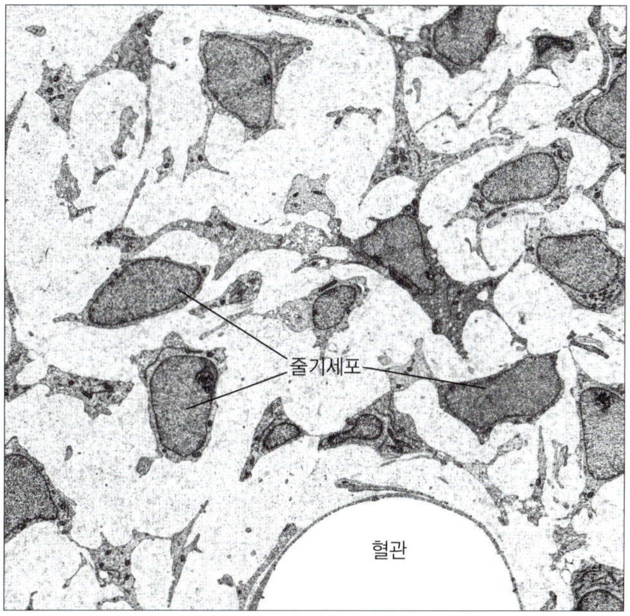

그림 42-5. 치수줄기세포의 전자현미경사진. 줄기세포는 핵이 크고 세포질이 매우 적은 것이 특징이다.

참고문헌

1. Pittenger MF, Mackay AM, Beck SC, Jaiswal RK, Douglas R, Mosca JD, Moorman MA, Simonetti DW, Craig S, Marshak DR. Multilineage potential of adult human mesenchymal stem cells. Science 1999 : 284(5411) : 143 - 7.
2. Gerson SL. Mesenchymal stem cells: no longer second class marrow citizens. Nat Med 1999 ; 5(3) : 262 - 264.
3. Diogenes A, Simon S, Law AS. Regenerative endodontics. In: KM Hargreaves, LH Berman (eds). Cohen's Pathways of the Pulp, 11th Ed. St Lois; Elsevier, 2016 : 447 - 473.
4. Hargreaves KM, Law AS. Regenerative endodontics. In: KM Hargreaves, S Cohen (eds). Cohen's Pathways of the Pulp, 10th Ed. St Louis : Mosby Elsevier, 2011 : 602 - 619.
5. 江草宏. 幹細胞と再生歯科医療. In：脇田稔, 前田健康, 中村浩彰, 網塚憲生・編, 口腔組織・発生学, 第2版. 東京：医歯薬出版, 2015 : 126 - 135.
6. 下野正基. Revascularization(再生歯内療法)の課題と可能性. 日本歯内療法誌 2017 ; 38 : 1 - 12.

PART 2

임플란트학에 관한 의문

임플란트학 01

임플란트와 자연치

질문

임플란트 주위조직은 자연치의 치주조직과 어디가 다릅니까?

대답

임플란트 주위조직은 자연치의 치주조직에 비해 구조와 기능이 많이 없거나 낮습니다. 구체적으로는 (1) 상피의 모양은 긴 부착상피와 유사하고 접착 능력이 약하다, (2) 상피 턴오버가 3배 늦다, (3) 치은혈관총이 없다, (4) 임플란트에는 백악-법랑경계가 없다, (5) 치조상 섬유군이 부분적으로 없다, (6) 치근막이 없다는 특징이 있습니다.

【자세한 설명과 근거(evidence)】

임플란트 주위조직의 문제점(**그림 1-1**)

① 상피의 모양과 접착 능력

임플란트 주위 상피가 긴 부착상피와 비슷한 이유는 불분명하지만 백악-법랑경계가 없는 것과 관련이 있을 수도 있다. 백악-법랑경계는 상피와의 접착, 특히 라미닌(접착단백) 발현과의 관계가 시사되고 있다.

임플란트 주위 상피에서는 접착단백의 발현이 일부에서만 보인다는 사실로부터 그 **접착 능력이 약하다**고 생각되고, 나아가서는 방어 기능도 약하다고 추측할 수 있다.

② 상피 턴오버

임플란트 주위 상피의 **턴오버가 3배 늦다**는 것은 방어 기능이 약한 것을 시사하고 있다.

③ 치은혈관총

임플란트 주위 상피에 치은혈관총이 없어서 건강한 치은처럼 **치은구 삼출액이 만들어지지 않기** 때문에 국소의 방어 기능이 약하다고 생각된다.

④ 백악-법랑경계

백악-법랑경계가 없으므로 임플란트 주위 상피 끝의 위치가 어떻게 결정되는지 불분명하지만, 아마 뼈 정상부의 위치가 결정하리라 추측한다. 생물학적 폭경에 따르면 상피 끝의 위치와 뼈 정상부의 위치 사이에 약 1mm의 결합조직층이 개재한다고 생각된다.

표 1-1. 임플란트 주위 상피와 치은 부착(접합)상피의 차이. *참고문헌 1에서 인용

	임플란트 주위 상피	자연치 부착상피
외형	긴 부착상피와 비슷함	테이퍼 형태
접착	기저판·반첩착반 (치관측에만 있음)	기저판·반첩착반 (상피 전층)
턴오버	늦음 (부착상피 속도의 1/3)	빠름
상피하 혈관총	유창성 모세혈관, 치은혈관총 없음?	치은혈관총, 유창성 모세혈관
치은구 삼출액	없음?	있음
상피 끝의 위치	주위뼈의 높이에 따름?	백악-법랑경계

임플란트 주위 상피와 자연치 부착상피의 차이를 정리하면 **표 1-1**과 같다.

⑤ 치조상 섬유군

치조상 섬유군이 부분적으로 없으므로 외부에서 임플란트 주위 점막에 가해지는 **기계적인 힘에 대한 저항력이 낮고**, 그 결과 방어는 약하다고 할 수 있다.

⑥ 치근막

치근막이 없다는 것은 임플란트 주위조직에서 **염증·면역반응이 늦다**는 것을 의미하므로 임플란트 주위조직은

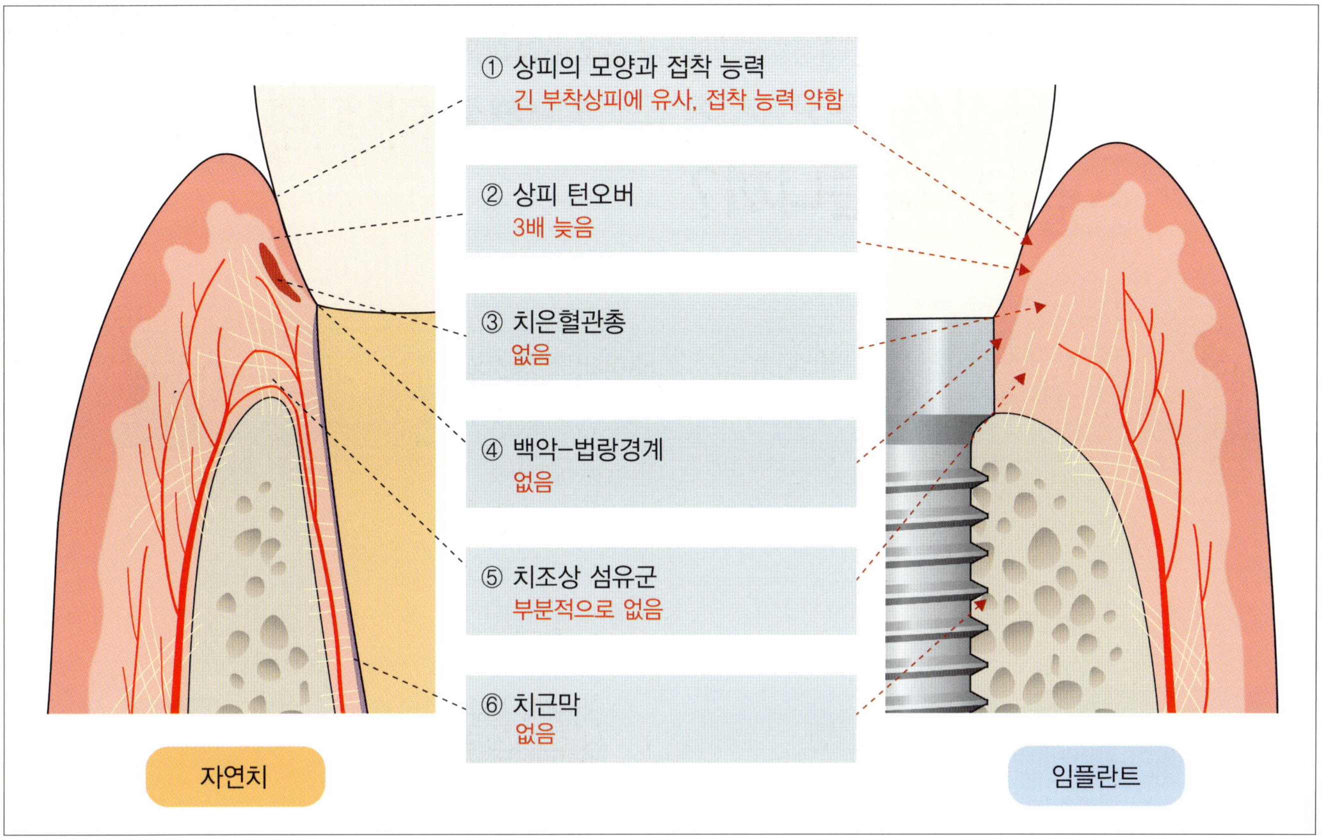

그림 1–1. 자연치의 치주조직과 임플란트 주위조직의 비교와 임플란트 주위조직의 특징(빨간색 글자). *참고문헌 2에서 변경 인용.

전체적으로 방어 기능이 약하다고 생각된다. 이것이 임플란트주위염에 특징적인 뼈흡수 패턴(접시 모양의 뼈결손)과 관련이 있다는 것을 시사한다[1,2].

참고문헌

1. 下野正基. 新編治癒の病理. 東京：医歯薬出版, 2011：336 - 356.
2. 三上格, 下野正基. インプラント治療後の維持管理. the Quintessence 2016；35(12)：48 - 67.

임플란트학 02

임플란트 주위 상피

질문 임플란트 주위 상피는 임플란트와 접착해 있습니까?

대답 **임플란트 주위 상피는 임플란트와 접착해 있지만 근첨측의 일부분에 국한합니다. 따라서 "임플란트 주위 상피는 접착이 약하다."라고 할 수 있습니다.**

【자세한 설명과 근거(evidence)】

임플란트 주위 상피와 부착상피의 접착 차이

보통의 부착상피에서는 전면이 치아와 접착하고 있는 것에 비해 임플란트 주위 상피에서 임플란트와 접착하는 것은 근첨측의 일부분(1/3~1/4)에 국한한다. 접착이 약하다는 것이다[1-3](**그림 2-1**).

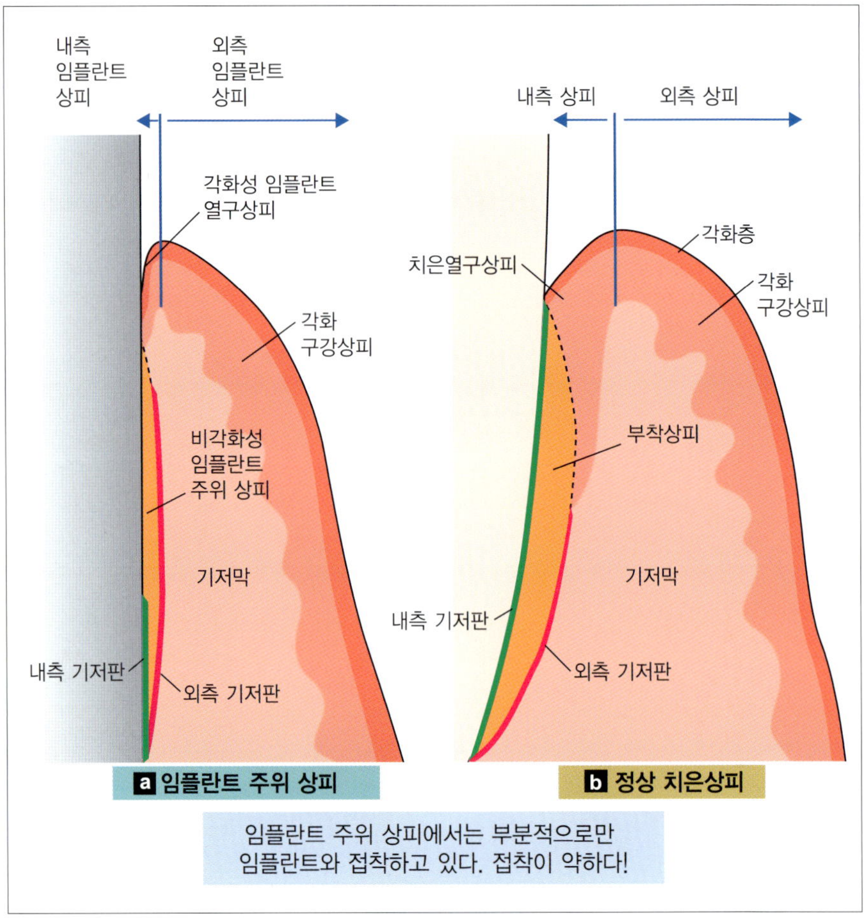

그림 2-1. 임플란트 주위 상피와 부착상피의 접착 차이를 보이는 모식도.
a: **임플란트 주위 상피.** 임플란트 주위의 점막 상피는 '내측 임플란트 상피'와 '외측 임플란트 상피'로 구성되어 있다. 임플란트 주위 상피의 일부는 치근측에서 '내측 기저판'(녹색 선)을 통해 임플란트와 접착하고 있다. 그러나 치관측 2/3의 임플란트 주위 상피에는 내측 기저판이 형성되지 않는다. 상피와 임플란트는 접착해 있지 않는 것이다. 한편 결합조직과 임플란트 주위 상피 사이에는 '외측 기저판'(빨간색 선)이 형성되어 이것을 통해 임플란트 주위 상피와 결합조직이 접착하고 있다.
b: **정상 치은 상피.** 정상 치은 상피에서 법랑질과 마주한 내측의 비각화상피는 '부착상피'와 '치은열구상피'로 구성되어 있다. 이와 반대로 외측의 각화상피는 '치은구강상피'이다. 부착상피는 상피 전층에 걸쳐 '내측 기저판'(녹색 선)을 통해 법랑질과 접착하고 결합조직과도 '외측 기저판'(빨간색 선)을 통해 접착하고 있다.
*참고문헌 3에서 인용.

CT: 결합조직
ES: 법랑질
Imp: 임플란트 주위 상피정
IS: 임플란트
JE: 부착상피
OE: 구강상피
OSE: 치은열구상피
PIE: 임플란트 주위 상피
PISE: 임플란트 열구상피
To: 치은정

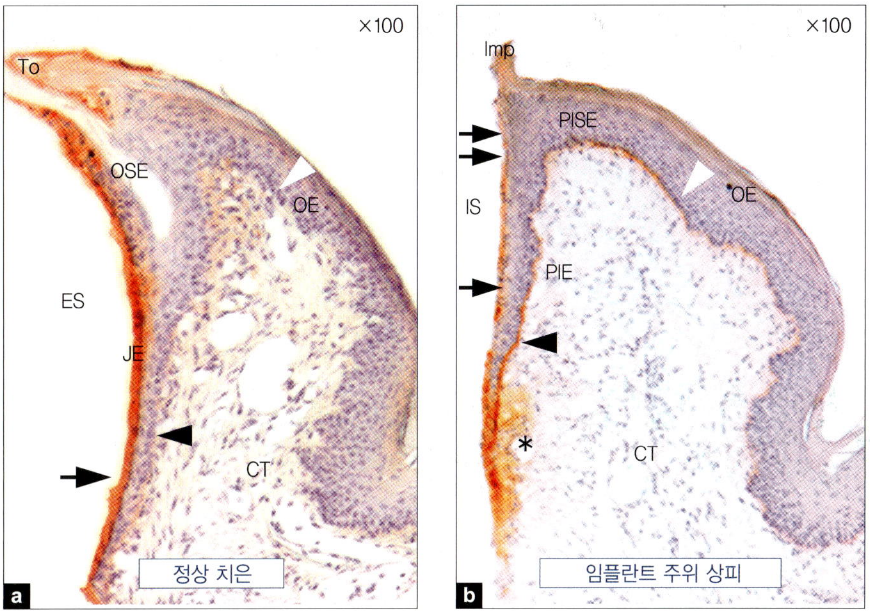

그림 2-2. 정상 치은과 임플란트 주위 상피에서 라미닌-5의 발현.
a: 정상 치은의 부착상피에서는 라미닌-5(갈색 부분)가 내측 기저판에 강하게 발현되어 있지만(화살표), 외측 기저판(화살촉)과 결합조직 사이에는 발현되어 있지 않다. 치은열구상피 및 구강상피와 결합조직 사이에서는 양성반응이 보이지 않는다.
b: 임플란트 주위 상피에서는 내측 기저판(화살표)과 외측 기저판(화살촉) 부분에 강하게 발현되어 있다. 그러나 내측 기저판의 치관측에서는 양성반응이 보이지 않는다. 임플란트 주위 상피의 결합조직 안에도 라미닌-5가 발현되어 있다(*표). 임플란트 열구(implant sulcus)상피 및 구강상피와 결합조직 사이에도 약하지만 양성반응이 보인다(흰색 화살촉).
*사진 제공: Atsuta Ikiru(熱田 生) 선생님(규슈대학).

라미닌(접착성 단백)의 발현

정상 치은과 임플란트 주위 상피의 라미닌-5 발현을 면역조직화학적으로 관찰하면 정상 치은에서는 임플란트와 상피의 계면에 라미닌이 강하게 발현되어 있는 것을 알 수 있다. 그러나 임플란트 주위 상피에서는 발현이 약하고 계면의 치관측에서는 발현되지 않는다[1](**그림 2-2b**).

면역전자현미경상에서도 라미닌은 기저판의 치밀판에 해당하는 부위에 발현되어 있지만 투명판에서는 보이지 않는다. 라미닌이 분비성의 접착성 단백인 것을 의미한다.

참고문헌

1. Atsuta I, Yamaza T, Yoshinari M, Goto T, Kido MA, Kagiya T, Mino S, Shimono M, Tanaka T. Ultrastructural localization of laminin-5 (γ 2 chain) in the rat peri-implant oral mucosa around a titanium-dental implant by immuno-electron microscopy. Biomaterials 2005 ; 26 : 6280 - 6287.
2. 三上格, 下野正基. インプラント治療後の維持管理. the Quintessence 2016 ; 35 : 2726 - 2745.
3. 下野正基. やさしい治癒のしくみとはたらき. 歯周組織編. 東京 : 医歯薬出版, 2013 : 107.

임플란트학 03

임플란트 골유착

질문

골유착이란 무엇입니까?

대답

'생활을 영위하는 뼈조직과 임플란트 고정체 표면이 연조직을 개재하지 않고 접촉해 임플란트 고정체에 가해진 힘이 뼈에 직접 전달되는 상태'를 골유착(osseointegration)이라 합니다[1].

【자세한 설명과 근거(evidence)】

골유착

골유착(*'골결합'이라고 부르지 않는 이유는 나중에 적음)이란 연조직의 개재 없이 뼈와 임플란트가 직접 결합하고 있는 상태를 의미한다고 알려져 왔다[2]. 그리고 '광학현미경 레벨에서 틈새가 없고, 밀착되어 있으며, 섬유성 피포화가 아니고, 하중 상태에서 기능을 유지하는 것'이 골유착의 정의라고도 이야기한다[3,4].

골유착을 광학현미경으로 관찰하면 신생뼈가 타이타늄과 직접 결합하고 있는 것으로 보인다(**그림 3-1**의 흰색 화살표).

그러나 골유착을 전자현미경으로 관찰하면 신생뼈와 타이타늄 사이에는 20~50nm의 무정형 구조물이 존재하는 것이 분명해진다[1,5,6].

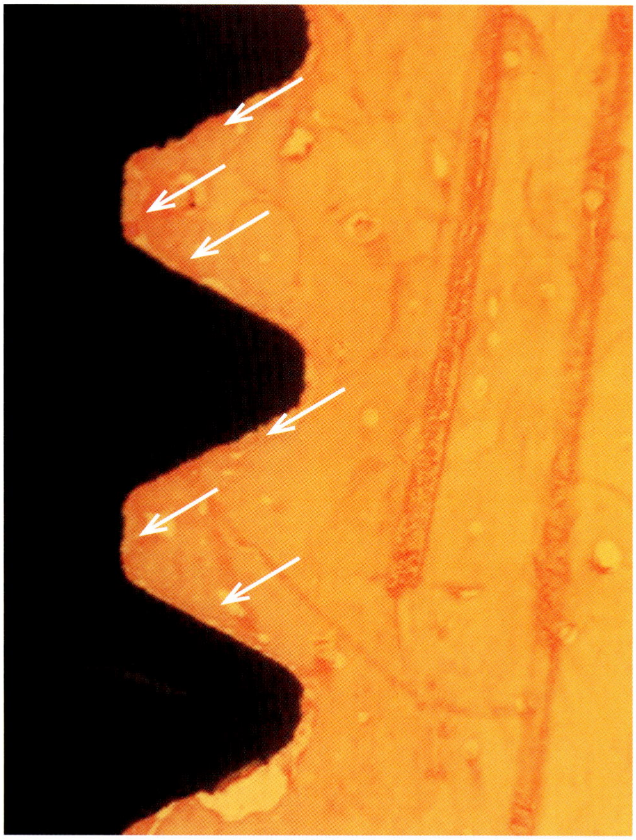

그림 3-1. 골유착을 보이는 광학현미경사진. 임플란트와 뼈 사이에 틈새가 없고, 밀착해 있으며, 섬유성 결합조직도 존재하지 않으므로 피포화가 아닌 것을 알 수 있다. 흰색 화살표 부분에서 보이듯이 뼈가 타이타늄 임플란트와 직접 결합하고 있는 것으로 보인다.

무정형 구조물

임플란트와 뼈조직의 계면에 관찰되는 무정형 구조물에는 무엇이 포함되어 있는지를 면역전자현미경을 이용해 검색한 결과, 뼈형성 단백[오스테오폰틴(osteopontin)이나 오스테오칼신(osteocalcin)]을 포함한 단백다당복합체가 존재하는 것을 알 수 있었다[1,7].

"골유착 부위에는 섬유성 피포화도 아니고 치아에서 보이는 유착(ankylosis)도 아니며 무정형 구조물로서 볼 수

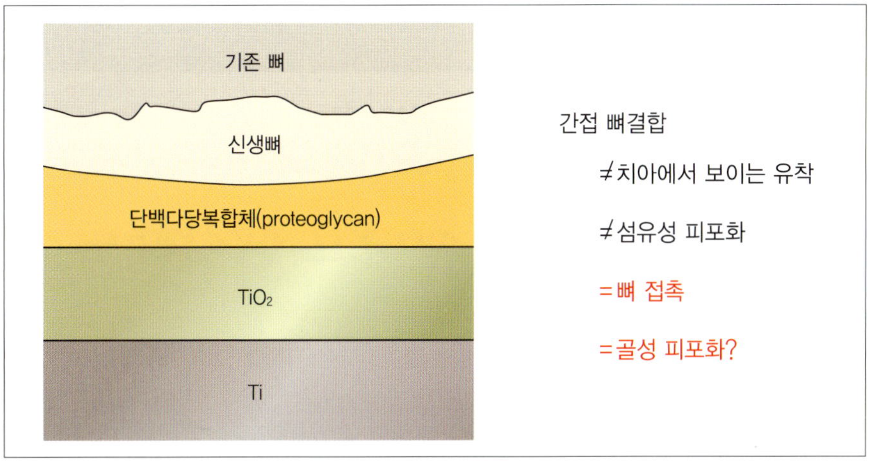

그림 3-2. 골유착을 나타내는 모식도. 골유착의 부위는 섬유성 피포화도 아니고, 치아에서 보이는 유착도 아닌 무정형 구조물로서 볼 수 있는 단백다당복합체가 존재한다. *참고문헌 1에서 변경 인용.

있는 단백다당복합체가 존재한다."라고 요약할 수 있다(그림 3-2).

이 단백다당복합체를 통한 결합은 그렇게 강하지 않고 완충체로서 작용하기 때문에 타이타늄 임플란트에 가해진 외력이 완충되어 뼈에 전해지는 것을 시사하며, 임플란트가 하중 상태에서 정상적으로 기능하는 이유 중 하나라고 생각할 수 있다[1].

참고문헌

1. 吉成正雄. オッセオインテグレーション 1. 歯界展望 2015；125(4)：696 - 708.
2. 岡本浩・監訳. Lindhe 臨床歯周病学とインプラント臨床編　第3版. 東京：クインテッセンス出版, 1999：889 - 899.
3. Brånemark PI. Osseointegration and its experimental background. J Prosthet Dent 1983；50：399 - 410.
4. Hansson HA, Albrektsson T, Brånemark PI. Structural aspects of the interface between tissue and titanium implants. J Prosthet Dent 1983；50：108 - 113.
5. Ayukawa Y, Takeshita F, Inoue T, Yoshinari M, Ohtsuka Y, Murai K, Shimono M, Suetsugu T, Tanaka T. An ultrastructural study of the bone-titanium interface using pure titanium-coated plastic and pure titanium rod implants. Acta Histochem Cytochem 1996；29：243 - 254.
6. Takeshita F, Ayukawa Y, Iyama S, Murai K, Suetsugu T. Long-term evaluation of bone-titanium interface in rat tibiae using light microscopy, transmission electron microscopy, and image processing. J Biomed Mater Res 1997；37：235 - 242.
7. Ayukawa Y, Takeshita F, Inoue T, Yoshinari M, Shimono M, Suetsugu T, Tanaka T. An immunoelectron microscopic localization of noncollagenous bone proreins (osteocalcin and osteopontin) at the bone-titanium interface of rat tibiae. J Biomed Mater Res 1998；41：111 - 119.

임플란트학 04

임플란트주위염

질문 임플란트주위염은 치주염과 같습니까? 치료법이 같다고 생각해도 됩니까?

대답 **임플란트주위염과 치주염의 원인은 세균성 치태이므로 치료법도 같다는 것이 기본적인 생각입니다[1].**

【자세한 설명과 근거(evidence)】

임플란트주위염과 치주염

임플란트주위염과 치주염의 주요 원인은 치주병원균인 것은 분명하지만 관련 인자로는 (1) 치주질환과 임플란트 주위염에 공통되는 것, (2) 임플란트 고유인 것을 들 수 있다[2].

또한 체계적인 검토(systematic review: 과거에 독립으로 이루어진 복수의 임상적 연구 데이터를 수집·통합해 통계적 방법을 이용해 해석한 것)를 해 보면 "임플란트주위염에 대한 효과적인 치료법은 아직 모른다."라고 되어 있다[3,4].

임플란트주위점막염과 임플란트주위염의 정의

임플란트주위점막염과 임플란트주위염은 각각 다음과 같이 정의되어 있다[2,3].

① 임플란트주위점막염

임플란트주위점막염(peri−implant mucositis)이란 임플란트 주위의 상피 및 상피하 결합조직에 염증 증상을 보이지만, 주위 뼈로의 염증 파급·뼈결손은 발생하지 않은 상태를 말한다. 치주질환에서 '치은염'에 해당한다.

② 임플란트주위염

임플란트주위염(peri−implantitis)이란 임플란트 주위의 상피·상피하 결합조직에 그치지 않고 주위 뼈까지 염증이 파급되어 뼈결손이 발생한 상태를 말한다. 치주질환에서 '치주염'에 해당한다.

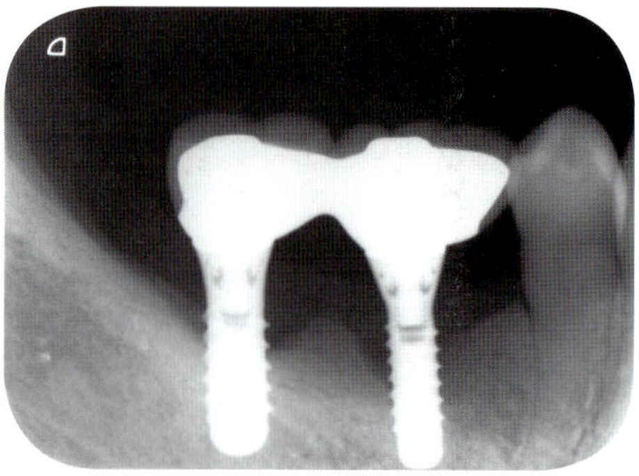

그림 4-1. 임플란트주위염을 보이는 방사선 사진. 쐐기 모양 뼈결손이 보인다. *사진 제공: Mikami Itaru (三上 格) 선생님(도마코마이시 개업).

참고문헌

1. Meffert RM. Periodontitis vs. peri-implantitis: the same disease? The same treatment? Crit Rev Oral Biol Med 1996 ; 7(3) : 278 - 291.
2. 二階堂雅彦. 歯周病患者へのインプラント治療のリスクをどうとらえるか. In : 米国歯科大学院同窓会(JSAPD)・編. インプラント治療の根拠とその実践. スペシャリストが考える optimal treatment. 東京 : クインテッセンス出版, 2014 : 241 - 252.
3. 三上格, 下野正基. インプラント治療後の維持管理. the Quintessence 2016 ; 35 : 2726 - 2745.
4. Esposito M, Grusovin MG, Coulthard P, Worthington HV. The efficacy of interventions to treat peri-implantitis: a Cochrane systematic review of randomised controlled clinical trials. Eur J Oral Implantol 2008 ; 1(2) : 111 - 125.

임플란트학 05

임플란트주위염과 접시 모양 결손

질문

임플란트주위염에서 접시 모양(사발 형태? 찻잔 형태?) 뼈결손이 일어나는 이유는 무엇입니까? (그림 5-1)

대답

광범위하게 접시 모양 뼈결손이 발생하는 이유는 알려지지 않았습니다. 임플란트 주위 상황으로부터 접시 모양 결손의 형성 기전(가설)을 고찰할 수 있습니다(그림 5-2).

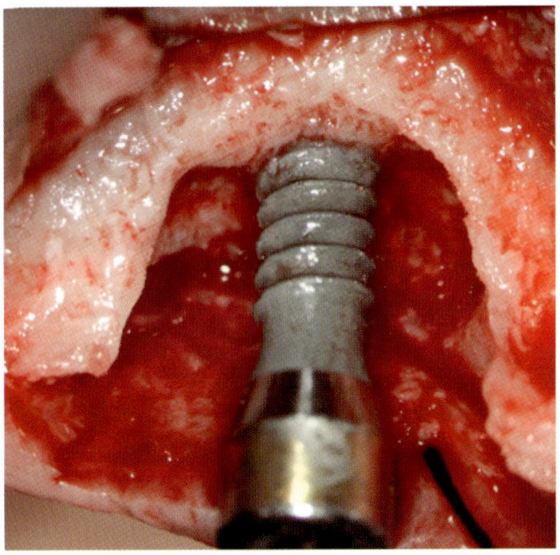

그림 5-1. 광범위한 뼈결손(접시 모양 뼈결손)을 동반하는 임플란트주위염. *사진 제공: Mikami Itaru(三上格) 선생님(도마코마이시 개업).

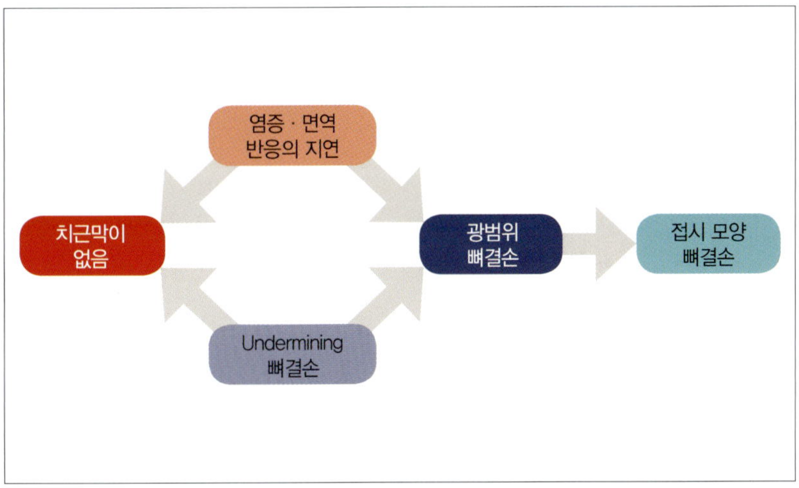

그림 5-2. 접시 모양 뼈결손의 형성 기전(가설). 특이적인 접시 모양 뼈결손의 이유는 치근막이 없기 때문이라고 생각된다. 치근막 내 혈관이 없으면 염증·면역 등의 방어 반응이 작용하지 않게 된다. 한편 임플란트 주위 등 혈관이 없는 부위에서는 파골세포가 형성되지 않으므로 표면으로부터의 뼈흡수는 일어나지 않는다. 그 때문에 혈관이 있는 골수측으로부터의 뼈흡수(undermining 흡수) 때문에 괴사한 뼈 등의 이물 배제가 일어난다. Undermining 뼈흡수가 발생하면 결과적으로 광범위한 뼈결손(접시 모양 뼈결손)이 일어난다고 생각된다.

【자세한 설명과 근거(evidence)】

특이적인 접시 모양 뼈결손은 "임플란트 주변에는 치근막이 없다."라는 것 때문에 발생한다고 추측된다. 치근막 내 혈관이 없으면 염증·면역 등의 방어 반응이 늦어지거나 일어나기 어려워지며, 이물 배제 기전도 작용하지 않는다.

한편 undermining 뼈흡수(내부 뼈흡수)는 교정적 치아이동의 압박측에 자주 보이는 현상이다. 압박측의 치근막이나 이틀뼈가 괴사에 빠지면 혈관이 있는 골수측에서 뼈조직의 괴사 및 치근막의 흡수가 일어난다. 파골세포는 순환 혈액의 단구로부터 분화하므로, 혈관이 없는 부위에서는 뼈흡수가 일어나지 않기 때문이다. 괴사조직은 물론 임플란트는 비자기(nonself)이므로 생체는 이물로 인식해 처리한다고 생각된다(**그림 5-3**).

염증·면역 등의 방어 반응이 늦거나 undermining 뼈흡수가 발생하면 결과적으로 광범위한 뼈결손이 일어나는 것을 알 수 있다. Undermining 흡수는 짧은 시간에 뼈를

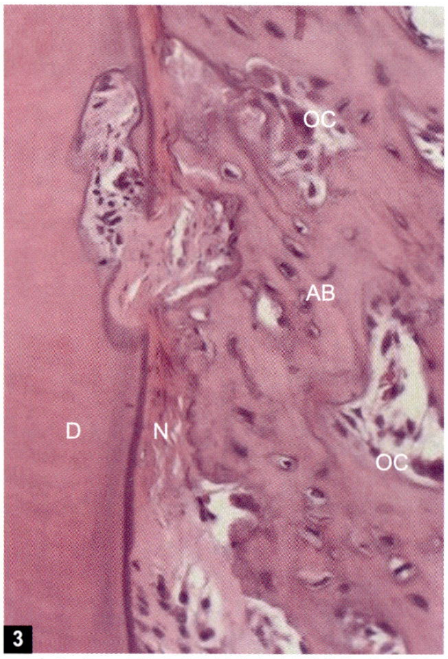

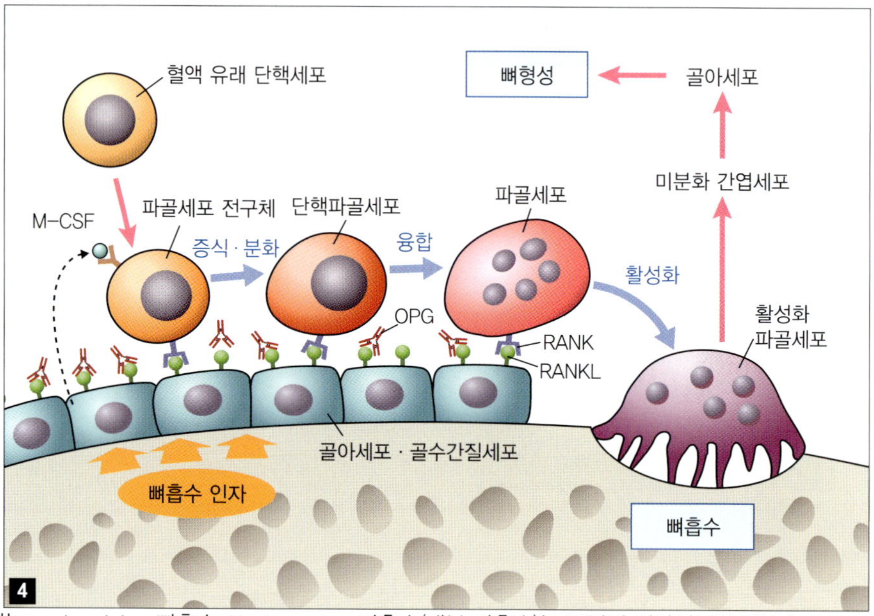

그림 5-3. 교정적 치아이동의 압박측에서 볼 수 있는 undermining 뼈흡수. Undermining 뼈흡수(내부 뼈흡수)는 교정적 치아이동의 압박측에서 보인다. 압박측의 치근막이나 이틀뼈가 괴사에 빠지면 혈관이 있는 골수측에서 뼈조직의 괴사 및 치근막의 흡수가 일어난다. 파골세포는 순환 혈액의 단구로부터 분화하므로 혈관이 없는 부위에서는 뼈흡수가 일어나지 않기 때문이다. 괴사조직은 물론 임플란트는 비자기이므로 생체가 이물로 인식해 처리한다고 생각된다. AB: 이틀뼈, D: 상아질, N: 괴사 치근막, OC: 파골세포.

그림 5-4. 파골세포에 의한 뼈흡수 기전을 보이는 모식도. *참고문헌 2에서 변경 인용.
M-CSF: 대식세포 콜로니자극인자
RANK: 핵인자-κB 활성화 수용체
RANKL: RANK 리간드
OPG: 오스테오프로테게린

제거할 수 있어서 광범위하게 뼈결손이 생긴다.

뼈흡수에는 혈액 유래의 단핵세포가 필요

파골세포는 혈액 안의 단핵세포(단구, 대식세포)로부터 만들어진다. 단핵세포가 뼈흡수 부위에 끌어들여져 골아세포나 골수간질세포에 의해 생산된 대식세포 콜로니자극인자가 단핵파골세포나 파골세포로의 분화를 촉진한다. 골아세포·골수간질세포의 세포막 위에 발현하는 RANKL과 파골세포 전구체의 세포막 위에 발현하는 RANK의 상호작용으로 파골세포의 분화가 일어난다.

한편 골아세포에 의해 만들어진 오스테오프로테게린(osteoprotegerin)은 RANKL에 대한 '미끼'이며, RANK와 RANKL의 상호작용을 방해하고 파골세포의 분화를 방해한다(**그림 5-4**).

참고문헌

1. 三上格, 下野正基. インプラント治療後の維持管理. the Quintessence 2016 ; 35(12) : 48 - 67.
2. 下野正基. やさしい治癒のしくみとはたらき. 歯周組織編. 東京 : 医歯薬出版, 2013 : 36.

임플란트학 06

뼈이식재

질문 뼈이식재(뼈보충재)의 역할은 무엇입니까?

대답 **뼈이식재(뼈보충재)의 역할은 주로 뼈전도 능력입니다. 지지체 또는 공간 확보(space making)로서 골아세포에 작용해 더 빠르게 더 많은 양의 뼈를 형성시키는 것입니다.**

【자세한 설명과 근거(evidence)】

임플란트치료에는 다양한 종류의 뼈이식재(뼈보충재)가 사용된다. 주요 뼈이식재(뼈보충재)를 정리하면 **표 6-1**과 같다[1,2].

자가뼈

자가뼈는 재생의 필수 3요소(세포, 성장인자, 지지체)를 가지고 있으므로 가장 뛰어난 이식재라고 할 수 있다. 일반적으로 해면뼈는 세포 성분이 많고, 피질뼈는 치밀한 뼈조직이다. 자가뼈는 대량 채취가 어려우므로 부득이하게 대용뼈를 사용하게 된다.

표 6-1. 임플란트치료에 사용되는 뼈이식재(뼈보충재). *참고문헌 1, 2에서 변경 인용

	원재료	흡수성	골아세포	안전성(대 병원성·항원성)	특징	약사 승인(치과: 2015년 11월 현재, 일본)
자가뼈(autograft): 환자 본인에게서 채취	피질뼈, 해면뼈	흡수성 (미세 과립 형태>블록 뼈	○	○	파쇄 피질뼈 및 해면뼈는 흡수가 빠름 생체친화성이 높음 뼈형성 속도가 가장 빠름 공급량에 제한이 있음 공급원에 대한 외과적 침습이 있음	–
동종뼈 (=타가뼈, allograft: 다른 개체에서 채취	사람 탈회동결건조뼈(DFDBA) 사람 동결건조뼈(FDBA)	흡수성 (DFDBA>FDBA)	– –	×	공급량에 제한이 없음 감염 위험의 가능성이 있음 공급원에 대한 외과적 침습이 없음	미승인 미승인
이종뼈(xenograft): 다른 종 동물에게서 채취	천연 HA(소뼈 유래) 천연 HA(소뼈 유래)+아테로 콜라겐	비흡수성 비흡수성	– –	△ △	뼈의 구조를 보존 뼈의 구조를 보존	승인 승인
인공뼈(alloplast): 합성뼈	합성 HA 합성 HA+β-TCP β-TCP	비흡수성 비흡수성 흡수성	– – –	○ ○ ○	 6개월~1년에 파골세포에 의해 흡수	승인 승인 승인

표 6-2. 임플란트치료에 사용되는 인공 대용뼈(뼈보충재). *참고문헌 1, 2에서 변경 인용

분류	고도 관리 의료기기 이름	제품 이름	제조사	조성	기공 지름(㎛)	기공률(%)	압축 강도 (mpA)	형태, 특징
인공뼈 (뼈보충재) 비흡수성 인산칼슘 (HA)	인공뼈 임플란트	Neobone	Aimedic	HA	150~	72~78	>8	과립(2종류), 다공체
		Apaceram-AX	HOYA Technosurgical	HA				과립, 블록, 매크로 기공과 마이크로 기공
		Bonetite		HA		82.5±5.5	0.7	과립
		Bonefil		HA	90, 200, 300	60, 70		블록, 다공체
		Osteoclast S	HOYA Technosurgical Kyocera	HA		40	15	과립, 다공체
		Boneceram K	Olympus Terumo Biomaterials	HA				블록, 치밀체
		Boneceram P		HA	50~300			블록, 과립, 다공체
		Regenos	Kuraray	HA		75	배향 방향 14 수직 방향 2	블록, 과립, 배향연통 기공체
		Ceratite	일본 특수 도재 NTK	HA β-TCP	큰 기공, 170(연통 기공 지름 60)	큰 기공 50	큰 기공 다공체 15	블록, 과립(대기공다공체, 다공체)
인공뼈 (뼈보충재) 흡수성 인산칼슘 (HA)	흡수성 뼈재생 재료	Osferion	Olympus Terumo Biomaterials	β-TCP	100~400	73~82	0.9	과립, 블록, 매크로 기공과 마이크로 기공
		Affinos	Kuraray	β-TCP				연통공이 한 방향으로 배향, 뼈보충재 내부까지 생체조직이 침입하기 쉬운 구조
		Superpore	HOYA Technosurgical	β-TCP	100~300 +0.5~10	65~80	1.5~15	과립, 블록, 3중기공 구조(저기공률, 고기공률 형태)
		Allobone β-medical	Brain Base	β-TCP				블록, 과립
		β bone 60	CatalyMedic	β-TCP				블록, 과립
		Medibone		β-TCP				블록, 과립
		뼈보충재 Ostonato		β-TCP				블록, 과립
	흡수성 치과용 뼈재건 임플란트 재료	Terufil(Osferion dental)	Olympus Terumo Biomaterials	β-TCP	100~400	73~82	0.9	과립
		Allobone β-dental	Brain Base	β-TCP		70~84	>1	과립
		Cerasorb	Hakuho	β-TCP		65	0.1	과립
이종뼈	비흡수성 뼈재생용 재료	Geistlich Bio-Oss	Geistlich(스위스)	HA		>50	>0.9	과립, 소뼈가 원재료, 감마선 멸균
인산 칼슘 ·콜라겐 복합체	콜라겐 사용 인공뼈	Refit	HOYA Technosurgical	HA, 콜라겐	100~500	95		블록, 저결정성 HA: 80wt%, 콜라겐: 20wt%)
		Boneject	Koken Olympus Terumo Biomaterials	HA, 콜라겐				HA와 아텔로 콜라겐 용액을 혼합(3:2), 콜라겐의 점액액성에 의한 과립체 덩어리
	콜라겐 사용 이종뼈	Bio-Oss Collagen	Geistlich(스위스)	HA, 콜라겐				블록
인산 칼슘 · 뼈 paste (cement)	인공뼈 임플란트	Biopex-R	HOYA Technosurgical	α-TCP, DCPD, OCP			>40(24h)	페이스트, 콘드로이틴 황산 에스테르나트륨, HA로 구성되어 경화
		Cerapaste (Cerafit, ceratouch)	일본 특수 도재 NTK				>30(24h)	페이스트, 콘드로이틴 황산 에스테르나트륨, HA로 구성되어 경화

동종뼈(DFDBA, FDBA)

동종뼈는 타가뼈, 즉 다른 사람에게서 채취한 뼈로, DFDBA와 FDBA의 2종류가 있다.

DFDBA(demineralized freeze-dried bone allogous)는 탈회동결건조 타가뼈이다[1,2]. 사체에서 얻은 뼈를 탈회동결건조한 뼈(Life Net 제품)로, 탈회동결건조가 되어 있긴 하지만 병원성·항원성에 대한 안전성에 문제가 있다.

FDBA(freeze-dried bone allogous)는 동결건조 타가뼈이다[1,2]. 사체에서 얻은 뼈를 세정, 에탄올 침적, 액체 질소 동결을 거쳐 제작한 뼈(Life Net 제품)로, 이것도 안전성에 문제가 있다.

DFDBA 및 FDBA는 유럽과 미국에서는 사용되고 있는 재료이지만, 제품을 제작하는 단계의 (탈회)동결건조 처리가 병원성·항원성을 완전히 제거하고 있는지의 판단은 술자(치과의사)의 몫이므로 신중하게 사용할 것을 추천한다.

이종뼈

이종뼈는 다른 종의 동물에서 채취한 뼈로, 소의 뼈를 재료로 한 대용뼈(이종뼈)로서 'Bio-Oss'(Geistlich)가 시판되고 있다[1,2].

인공뼈

임플란트치료에서 사용되는 인공뼈는 히드록시아파타이트(hydroxyappatite)나 β-TCP이고, 주요 인공뼈를 정리하면 **표 6-2**와 같다[1,2].

이처럼 뼈이식재(뼈보충재)에는 자가뼈부터 인공뼈까지 다종다양한 것이 있다. 술자가 각각의 특성을 잘 이해하고 증례에 따라 이식재를 선택하는 것이 중요하다.

참고문헌

1．吉成正雄．骨増生用移植材（骨補填材）1．歯界展望 2016；128(3)：518-526.

2．平井友成．骨補填材．In：水上哲也，楠川仁悟，堀之内康文，後藤哲哉，自見英治郎，佐藤敬一郎，高橋　哲，平井友成，佐々木匡理，豊嶋健史，朝比奈泉．基礎から臨床がわかる再生歯科．東京：クインテッセンス出版，2013：184 - 195.

임플란트학 07

뼈 불투과상

질문

임플란트 주위 뼈에 불투과상이 나타나는 이유는 무엇입니까?

대답

브리지의 가공치 아래에 보이는 뼈형성 과다와 같은 이유(피에조 전류)로 생각됩니다(치주학 40 참조).

【자세한 설명과 근거(evidence)】

브리지의 지대가 되는 자연치에서는 힘이 치근막을 통해 치밀뼈에 전해지지만 임플란트에서는 힘이 직접 임플란트 주위 뼈에 전해진다. 힘을 받아 치밀뼈가 일그러지면 뼈 표면에 (+)와 (−)의 전극이 발생한다. 이것이 피에조 전류인데 (−) 전하는 뼈막 안의 골아세포를 활성화하므로 뼈가 형성된다. 브리지의 가공치 아래와 마찬가지로 임플란트의 경우도 뼈형성 과다가 일어나 방사선사진에서 불투과상으로 보인다(**그림** 7−1~3).

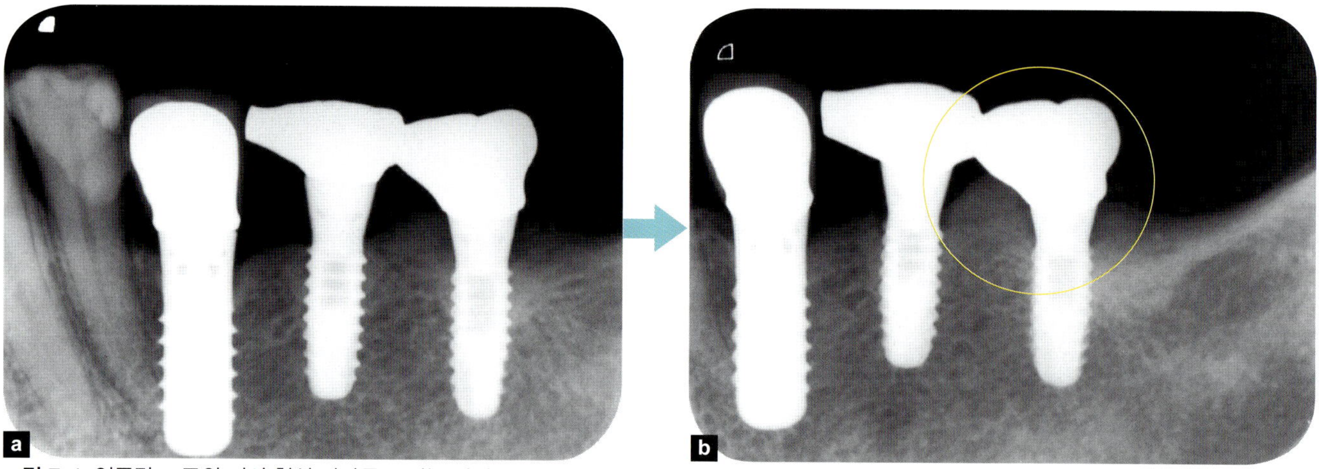

그림 7−1. 임플란트 주위 뼈의 형성 과다를 보이는 방사선사진. 노란색 원으로 둘러싸인 부위에 방사선불투과상이 보인다. 피에조 전류에 의한 것으로 추측할 수 있다. *사진 제공: Mikami Itaru(三上 格) 선생님(도마코마이시 개업).

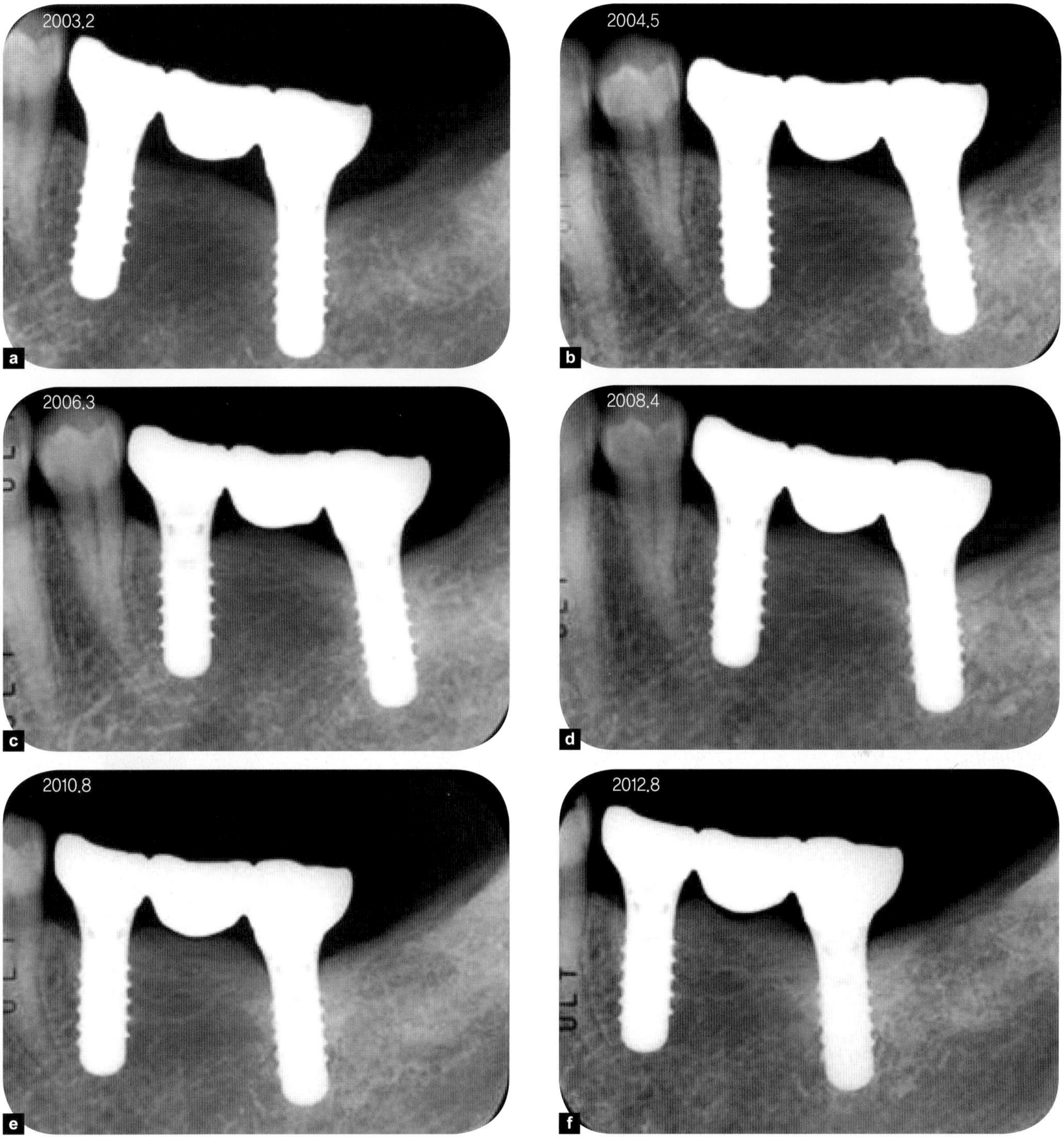

그림 7-2. 임플란트 주위 뼈의 형성 과다를 보이는 방사선사진. 임플란트에서도 가공치 아래에 뼈의 형성 과다가 보인다. 5년 후부터 방사선불투과상이 뚜렷하다. *사진 제공: Nagata Syozo(永田省藏) 선생님(구마모토시 개업).

임플란트학
08

임플란트 주위조직

질문

임플란트 주위 상피하 결합조직섬유는 임플란트와 결합하고 있습니까?

대답

결합조직섬유는 임플란트 주위를 둘러싸고 있지만, 임플란트와는 결합하고 있지 않습니다 (그림 8-1)

【자세한 설명과 근거(evidence)】

임플란트 주위 상피하 결합조직섬유를 치조상 섬유군에 대응해서 생각하면 환상·반환상 섬유(④)이다(**그림** 8-2). 치아-치은섬유(①) 및 치아-뼈막섬유(②)는 자연치의 치질 속에 식립되어 치아와 결합하고 있는 섬유군이다[1](**그림** 8-2). 그러므로 ①과 ②의 섬유는 임플란트 주변에는 형성되지 않는다. 이 때문에 임플란트 주위조직은 염증에 대한 저항이 약하다고 생각된다.

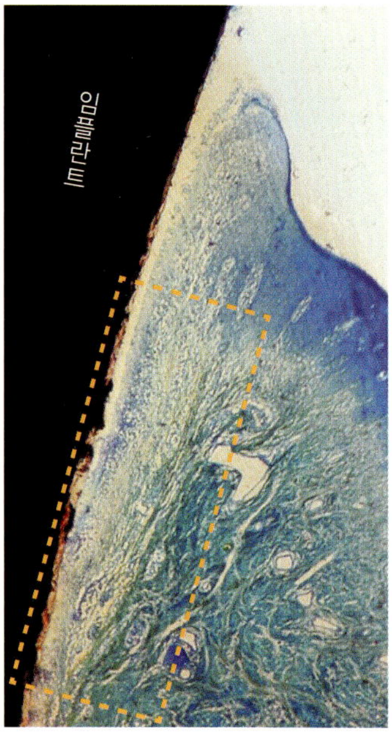

그림 8-1. 임플란트 주위의 결합조직을 보이는 조직상. 임플란트 주위의 결합조직(노란색 점선의 테두리)은 임플란트에 대해 평행하게 배열하고 있어 임플란트와는 결합하고 있지 않다.

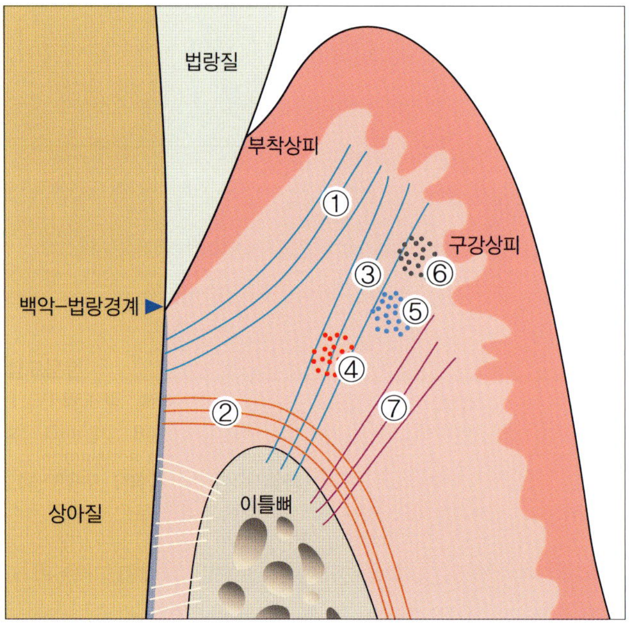

그림 8-2. 치조상 섬유군의 주행을 보이는 모식도. 치조상 섬유군 중 특히 중요한 치아-치은섬유(①)와 치아-뼈막섬유(②)에 해당하는 섬유가 임플란트 주변에는 없다.
① 치아-치은섬유, ② 치아-뼈막섬유, ③ 치조-치은섬유, ④ 환상·반환상 섬유, ⑤ 치은 사이 섬유, ⑥ 유두 사이 섬유, ⑦ 뼈막-치은섬유.

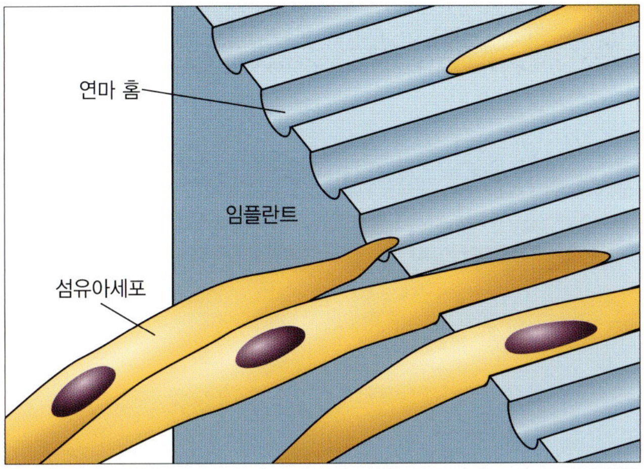

그림 8-3. 매끈한 표면의 임플란트에 대한 섬유아세포나 콜라겐섬유의 배열을 보이는 모식도. 세포나 섬유는 연마 홈을 따라 배열한다. 그 결과 결합조직은 임플란트를 둘러싸고 피포화한다.

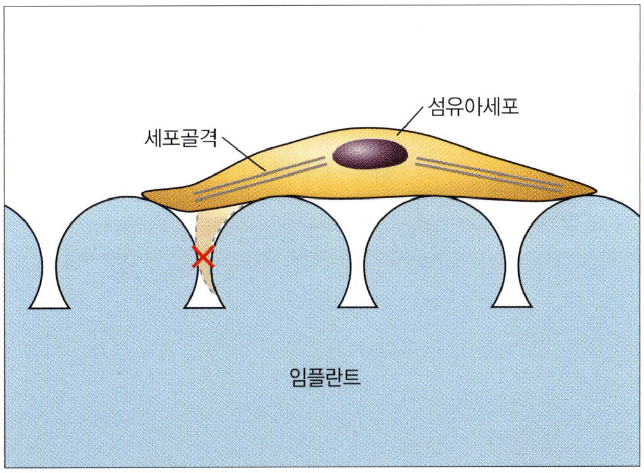

그림 8-4. 거친 표면의 임플란트에 대한 섬유아세포나 콜라겐섬유의 배열을 보이는 모식도. 세포나 섬유는 다양한 방향으로 배열된다. 섬유아세포 안에는 세포골격이 존재하므로 'C' 자 형태로 구부러질 수는 없다(×표). 그 결과 세포는 임플란트의 거친 표면에 대해 수직 또는 여러 가지 방향으로 접촉한다.

섬유아세포나 콜라겐섬유는 표면이 매끈한 임플란트의 연마 홈을 따라 배열한다(**그림 8-3**). 이것은 이물 배제 기전의 피포화와 같은 구조이다.

한편 표면이 거친 임플란트에 대해서는 세포나 섬유가 다양한 방향으로 배열한다(**그림 8-4**). 이러한 모습이 임플란트 주위의 결합조직으로서는 바람직한 구조라고 생각된다[1].

참고문헌

1. 井上孝, 下野正基. インプラントと周囲組織. In：下野正基, 飯島国好・編. 治癒の病理　臨床編. 第４巻インプラント. 東京：医歯薬出版, 1996：242 - 260.

임플란트학 09

임플란트와 치아의 이동

질문

임플란트와 근심측에 있는 자연치 사이의 접촉이 느슨해지는 원인은 무엇입니까?

대답

자연치는 맹출 후에도 생리적으로 이동하고 있습니다. 인접치끼리의 마모에 의한 적합도 그 하나로, 마모로 인해 없어진 공간은 치아의 근심 이동으로 보충되고 있습니다. 자연치는 근심 이동하고 있는데 임플란트는 거의 움직이지 않기 때문에 임플란트와 자연치 사이의 접촉이 느슨해진다고 생각됩니다.

【자세한 설명과 근거(evidence)】

맹출 후 치아의 생리적 이동에는 (1) 턱뼈 발육에 따른 적합(순응), (2) 지속적인 교모의 보충, (3) 인접치끼리의 마모에 대한 적합을 들 수 있다[1].

(1) 턱뼈 발육에 따른 적합(순응)에서 이동 거리를 보면 근첨부에서는 하치조관으로부터 2~3mm로 알려져 있다. (2) 교모에 의해 발생한 수직 방향의 공간은 치아의 수직 방향으로의 이동(정출)과 백악질 첨가로 보충된다고 생각된다. (3) 인접치끼리의 마모에 의한 공간은 치아의 근심 이동으로 보충된다.

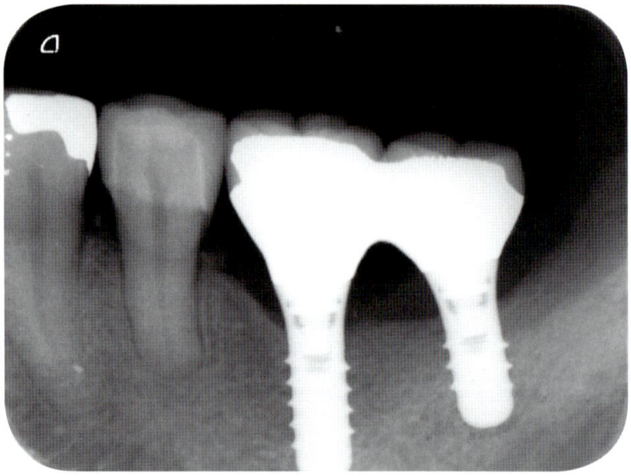

그림 9-1a. 임플란트 식립 당시의 방사선사진(2009년 10월). 58세의 여성 환자. 임플란트와 자연치는 긴밀히 접촉하고 있다.

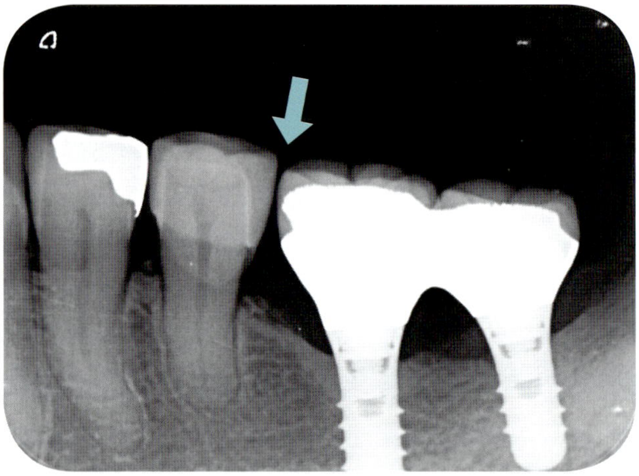

그림 9-1b. 임플란트 식립 8년 후의 방사선사진(2017년 10월). 임플란트와 자연치 사이에 틈새가 보인다(화살표). *사진 제공: Mikami Itaru(三上 格) 선생님(도마코마이시 개업).

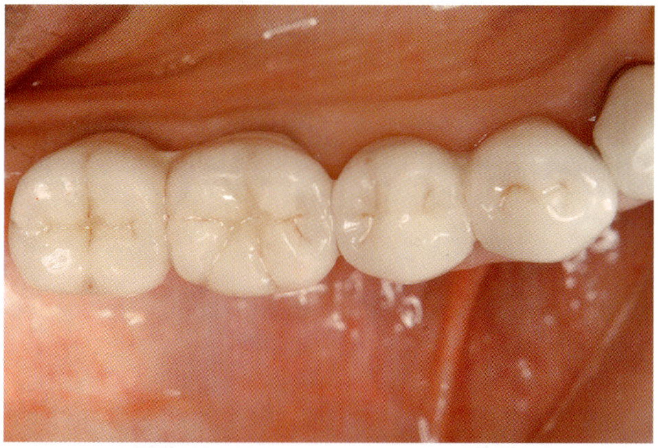

그림 9-2a. 임플란트 식립 당시의 구강내 사진. 70세의 여성 환자(2012년 9월). 임플란트와 자연치는 긴밀히 접촉하고 있다.

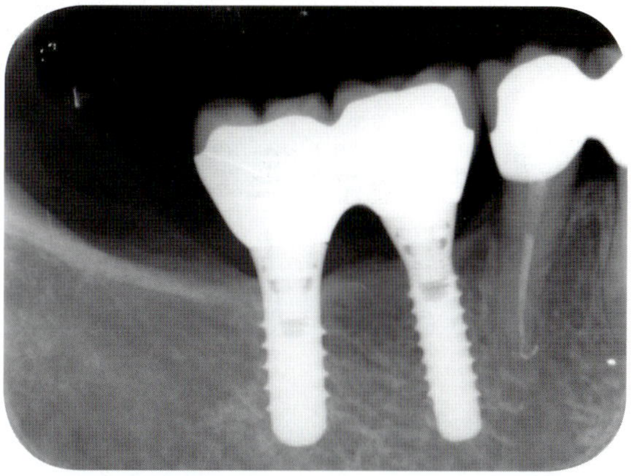

그림 9-2b. 임플란트 식립 당시의 방사선사진(2012년 10월). 임플란트와 자연치는 긴밀히 접촉하고 있다.

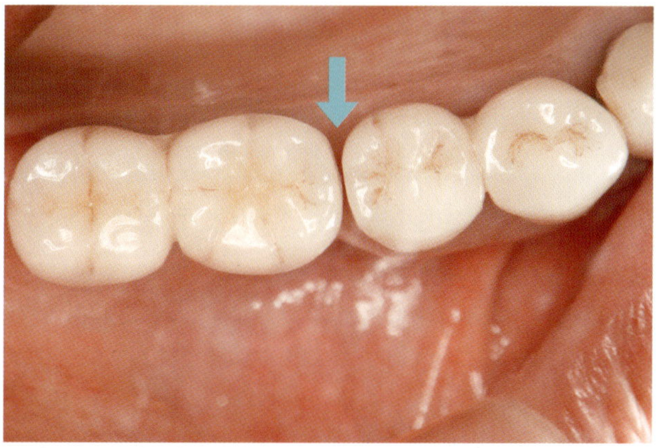

그림 9-2c. 임플란트 식립 5년 후의 구강내 사진(2017년 9월). 임플란트와 자연치 사이에 틈새가 보인다(화살표).

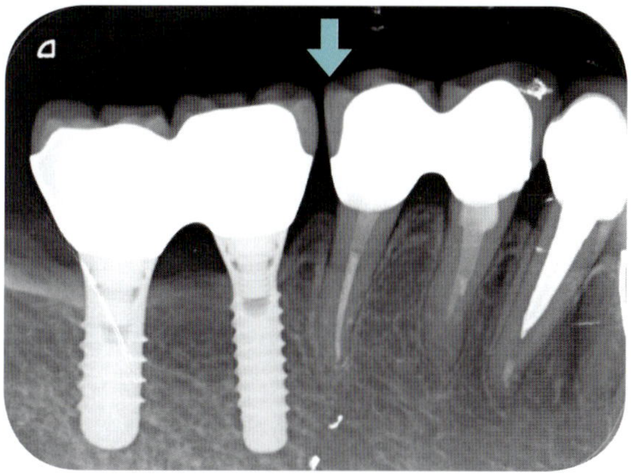

그림 9-2d. 임플란트 식립 5년 후의 방사선사진(2017년 9월). 임플란트와 자연치 사이에 틈새가 보인다(화살표). *사진 제공: Mikami Itaru(三上 格) 선생님(도마코마이시 개업).

참고문헌

1. Ten Cate AR, Nanci A. Physiologic tooth movement : Eruption and shedding. A. In : Nanci(ed). Ten Cate's Oral Histology. Development, Structure and Function 6ed. St Louis : Mosby, 2003 : 275 - 298.

임플란트학 10

조기 뼈형성

질문 임플란트 표면의 조기 뼈형성을 위해서 필요한 것은 무엇입니까?

대답 **임플란트 표면의 조기 뼈형성을 위해서는 '접촉 뼈형성'을 도모하는 것, 다시 말해서 혈병 유지가 필수입니다. 특히 혈병(응고한 혈액: 피브린 등)의 활용으로 생체반응(출혈)으로부터 뼈전도를 일으키는 것이 포인트입니다.**

【자세한 설명과 근거(evidence)】

임플란트를 식립할 때 출혈이 생기면 즉시 지혈과 혈병형성이라는 생체반응이 일어난다. 혈병은 피브린망 안에 적혈구·백혈구·혈소판을 포함하고 있어 각각 상처 폐쇄·지지체·세균 탐식·성장인자·혈액응고의 기능이 있다.

또한 혈병에는 (1) 혈소판 유래 성장인자(PDGF), (2) 형질전환 성장인자 베타(TGF-β), (3) 혈관 내피 성장인자(VEGF), (4) 상피 성장인자(EGF)가 포함되어 있어 세포증식·세포분화·혈관형성·기질형성에 관여한다[1]. **임플란트 주위에는 혈병형성이라는 생체반응으로 간엽세포의 골아세포로의 분화가 촉진된다. 여기에 성장인자나 사이토카인의 기능이 더해져 뼈가 형성**된다[2](**그림 10-1**, 이 책의 2권 근관치료학 25 참조).

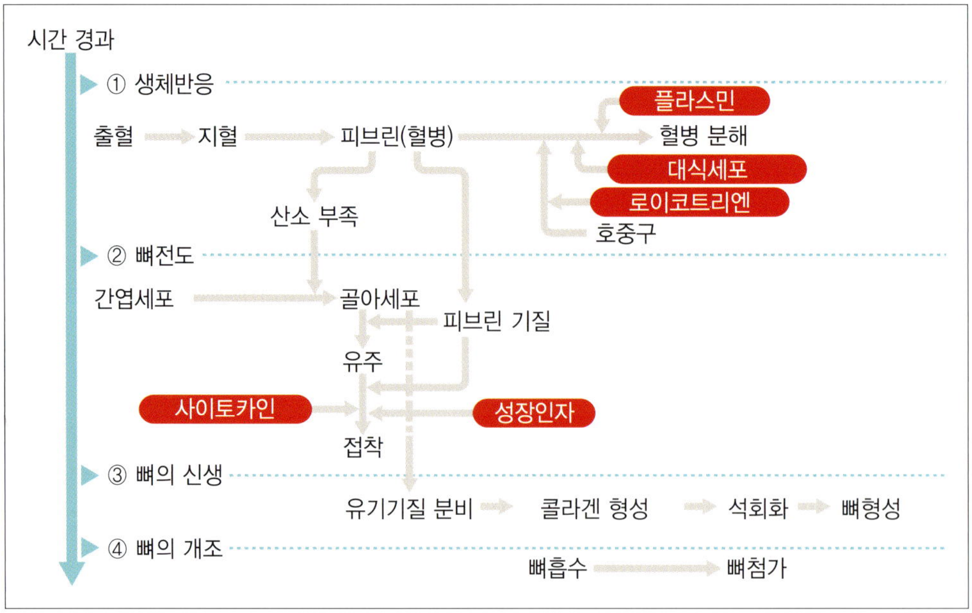

그림 10-1. 임플란트 주위조직의 치유는 ① 임플란트 식립에 의한 생체반응기, ② 뼈전도기, ③ 뼈의 신생기, ④ 뼈의 개조(remodeling)기로 나눌 수 있다. 임플란트 표면의 조기 뼈형성을 위해서는 혈병을 활용하고 생체반응기부터 뼈전도를 끌어내는 것이 필수이다. *참고문헌 2에서 변경 인용.

참고문헌

1. Shimono M, Ishikawa T, Ishikawa H, Matsuzaki H, Hashimoto S, Muramatsu T, Shima K, Matsuzaka K, Inoue T. Regulatory mechanisms of periodontal regeneration. Microsc Res Tech 2003 ; 60 (5) : 491 - 502.
2. Davies JE. Understanding peri-implant endosseous healing. J Dent Educat 2003 ; 67 : 93 - 949.

찾아보기

ㄱ

가공치 **75**
간엽계줄기세포 **60, 67, 78**
간엽세포 **100**
감염 **8**
감염 근관 치아 **62, 63**
감염 육아조직 **6, 11**
개창 **70**
개화성 백악질 이형성증 **73**
결합조직섬유 **96**
결합조직성 부착 **37, 54, 58**
결합조직 유두 **39**
경화성 골(뼈막 · 골수)염 **35, 76**
고유이틀뼈 **36**
골아세포 **100**
골유착 **86**
골육아 **8**
공간 확보 **91**
공동 파괴 작용 **30**
괴사조직 **62**
교정적 치아이동 **37**
교합성 외상 **30, 37**
구성 세균 **19**
근섬유아세포 **69**
근심 이동 **98**
근첨성 백악질 이형성증 **73**
기질화 **9**
긴 부착상피 **56, 57, 58, 68, 69**
긴 부착상피의 단축 **58**
긴 상피성 부착 **52**

ㄴ

나쁜 콜레스테롤 **40**
남아 있는 상피 **26**
내독소 **2, 20, 32, 62**
내측 기저판 **52**

ㄷ

다능성 줄기세포 **78**
단백다당복합체 **86**
단축 **69**
단핵세포 **90**
담배 흡연(자) 비율 **43**
당뇨병 **46**
당뇨병의 분류 **47**
당뇨병의 증상 **47**
당뇨병의 진단 **48**
당뇨병의 합병증 **48**
당화혈색소(HbA1C) 수치 **46**
대식세포 **40, 46**
대식세포 콜로니자극인자 **90**
데스모글레인 **27, 29**
데스모콜린 **27, 29**
동종뼈 **91**

ㄹ

라미닌 **52, 57, 58**
림프구 · 형질세포의 침윤 **24**

ㅁ

메타 해석 **59**
면역 **89**
면역 기능의 저하 **42**
면역반응의 저하 **41**
면역 시스템 **21**
무세포성 백악질 **3**
무수치 **63**
무작위화 비교시험 **59**
무정형 구조물 **86**
모세혈관 **7**
미세궤양 **23**
미세 순환 기능의 저하 **42**
미분화간엽세포 **60, 67**
밀봉 **57**

ㅂ

반접착반 **52**
반환상섬유 **69**
반흔조직 **8**
발거 치아 **65**
방사선투과상 **73**
방어 반응 **89**
방해받은 치유 **8**
방해하는 인자 **62**
배아줄기세포 **78**
백악-법랑경계 **82**
백악-상아경계 **71**
백악질 박리 **71**
백악질의 재생 **64**
백악질 첨가 **98**
법랑기질단백 **67**
뼈보충재 **91**
뼈 불투과상 **94**
뼈유도단백 **60, 66**
뼈융기 **75**
뼈이식재 **91**
뼈재생 **60, 64**
뼈전도 **91, 100**
뼈형성 과다 **76, 94**
뼈형성 단백 **86**
뼈흡수 **14, 20**
복능성 줄기세포 **78**
부착상피 **26, 29, 49, 50, 52**
부착성 치태 **14**
부착의 상실 **37**
부착치은 **39**
부착의 획득 **59**
불량 육아조직 **6, 11**
불투과상 **35, 73, 94**
비부착성 치태 **14**

ㅅ

사이토카인 **20, 21, 40, 46, 100**
사이토카인 네트워크 **20**
삼출 **21**
상피 내 균열 **29**
상피돌기 **39**
상피성 부착 **54, 57, 58**
상피의 하방 성장 **62**
상피 턴오버 **82**
상처치유 **9, 67, 77**
생체 반응 **100**
생활치 **71**
섬유아세포 **7, 97**
섬유아세포 성장인자 **66**
섬유화 **8**
성장인자 **61, 100**
성체줄기세포 **78**
세포 **61**

세포 사이 공간 **26**, **28**
세포골격 **97**
세포성 백악질 **3**
세포의 증식 **65**
세포자연사 **49**
세포증식인자 **66**
소파 **6**
손바닥 크기 궤양 **25**
수복 **24**, **77**
수직성 뼈결손 **37**
수직성 치근파절 **71**
신생 백악질 **4**
실험적 치주염 **19**

ㅇ

액틴 풍부 세포 **69**
약물성 치은증식 **44**
에스트로겐 **41**
엠도게인 **59**, **67**
연마 홈 **97**
열개 **70**
염증 **9**, **12**, **30**, **39**, **89**
오스테오프로테게린 **90**
외과적 침습 **65**
유두형태세포 **51**
유수치 **63**
육아조직 **6**, **8**, **9**, **11**, **12**
융해 **9**
이물 처리 **9**
이종뼈 **93**
인공뼈 **93**
인슐린 **46**
인슐린유사 성장인자 **66**
인슐린의 역할 **47**
인슐린저항성 **47**
인터루킨 **21**
인테그린 **52**, **57**, **58**
임상적 맹출 **49**
임신 **41**
임플란트 **98**
임플란트 주위 **100**
임플란트 주위 뼈 **94**
임플란트 주위 상피 **84**
임플란트주위염 **88**, **89**
임플란트주위점막염 **88**
임플란트 주위조직 **82**, **96**

ㅈ

자가뼈 **91**
자연치 **82**
재생 **2**, **59**, **60**, **64**, **77**
재생 백악질의 흡수 **63**
저비중 리포단백 **40**
전능성 줄기세포 **78**
절치 **71**
접시 모양 뼈결손 **89**
접착 **84**
접착 능력 **82**
접착반 **26**, **28**, **29**
접촉 **98**
접촉 뼈형성 **100**
조기 뼈형성 **100**
조직 결손의 보충 **9**
조직 재생 **61**, **65**
조직파괴 **21**
종양괴사인자 **21**
종창 **21**
준무균 사육 동물 **30**
죽종 **40**
증식하는 세포 **65**
지지 이틀뼈 **36**
지지체 **61**, **91**

ㅊ

체계적인 검토 **59**, **88**
체성줄기세포 **78**
총콜레스테롤치 **40**
출혈 **23**, **25**, **100**
충혈 **21**
치근단 골화 이형성증 **73**
치근막 **65**, **66**, **67**, **82**
치근막강의 확대 **35**
치근막세포외기질 **32**
치근막 재생 **59**
치근활택술 **2**, **62**
치근흡수 **2**
치석 **14**
치석제거술 · 치근활택술 **2**, **52**
치아의 이동 **98**
치유 **62**, **77**
치유의 증명 **8**, **11**
치은(치조상)섬유군의 교대율 **44**
치은연상 치석 **14**
치은연상 치태 **17**, **18**
치은연상 치태의 조절 **16**
치은연하 치석 **14**
치은연하 치태 **16**, **17**, **18**
치은염지수 **19**
치은절제 **62**
치은증식 **44**
치은퇴축 **70**
치은혈관총 **82**
치주 기본 치료 **58**
치주낭 **24**, **26**
치주낭 측정 **29**
치주낭 측정 시의 출혈 **23**
치주병원균 **17**
치주염 **14**, **88**
치주조직 **82**
치주조직의 재생 **63**, **77**
치주질환 **46**
치주질환 세균의 증가 **42**
치조경선의 비후 **35**
치조상 섬유군 **38**, **82**, **96**
치태 **14**, **62**
치태조절 **19**
치태지수 **19**
치환 **54**
칫솔질 **19**

ㅋ

칼슘길항제 **44**
칼슘 농도 **29**
케모카인 **20**
콜라게나아제 저해 작용 **41**
콜라겐의 교대율 **38**

ㅌ

타액 **14**
탐식 **9**
탐식 능력 **21**
톨루이딘블루 **16**
퇴축법랑상피 **49**, **50**

ㅍ

파골세포 **90**
프로게스테론 **41**
프로그램된 세포 자연사 **49**
프로스타글란딘 **20**, **21**
피에조 전류 **36**, **75**, **94**
피포화 **9**

ㅎ

하방 성장 **63**
항원 제시 **21**
항체 생산 **21**
해면뼈의 불투과성 **35**
혈관투과성 항진 **21**
혈관 확장 **21**
혈당치 **46**
혈병 **100**
혈소판 유래 성장인자 **66**
형질전환 성장인자 베타 **66**
호중구의 기능 저하 **41**
환상 · 반환상 섬유 **96**
환상섬유 **69**
흡수 **3**, **9**
흡연 **42**

B

Bleeding on probing **23**
BMP **60**, **66**
BOP **23**, **24**
B 림프구 **21**

C

Corncob **17**
Corynebacterium matruchotii **14**
Creeping attachment **69**

D

Dehiscence **70**
DFDBA **91**
DNA 메틸화 **34**
DNA의 메틸화 과잉 **32**, **34**

E

Emdogain® **67**
Enamel matrix protein **67**
Epigenetics **32**, **33**

F

FDBA **91**
Fenestration **70**
FGF **66**

G

GTR **59**

H

Hertwig 상피초 **67**
Hypermethylation **32**

I

IL-1 **20**
ILGF **66**

L

LDL치 **40**
LPS **20**, **32**

M

Miller의 치은퇴축의 분류 **70**

P

PDGF **66**
Periodontal medicine **24**
Plaque free zone **16**
PMTC **17**
Prevotella intermedia **41**

R

RANK **90**
RANKL **90**
Ross의 상해반응설 **40**

S

Seal **57**
Stippling **39**
Specific pathogen free **31**
SPF **31**

T

TGF-β **66**
T 림프구 **21**

U

Undermining 흡수 **89**

기타

1차 부착상피 **49**, **50**
2벽성 뼈결손 **60**
2차 부착상피 **49**, **50**
3벽성 뼈결손 **60**